Beate Sprissler
Wulfing von Rohr

W0074925

Das Tao der Medizin

Grundwissen und Geheimnisse
der Traditionellen Chinesischen Medizin

Knaur

Besuchen Sie uns im Internet:
www.droemer-knaur.de

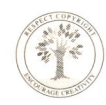

Originalausgabe Februar 1999
Copyright © 1998 bei Droemersche Verlagsanstalt
Th. Knaur Nachf., München
Umschlaggestaltung: Susannah zu Knyphausen
Redaktion: Claudia Alt
Satz: Ventura Publisher im Verlag
Druck und Bindung: Ebner Ulm
Printed in Germany
ISBN 3-426-76192-0

5 4 3 2 1

Inhalt

Im Einklang mit dem Tao
ist der Himmel rein und groß,
die Erde fest und reich,
alle Geschöpfe leben in Eintracht.

Der Weise schaut die Teile voller Mitgefühl,
weil er das Ganze versteht.
Er ist immer voller Demut.
Er funkelt nicht wie ein Juwel,
sondern läßt sich vom Tao formen
wie ein gewöhnlicher Kieselstein.

»Tao te king«, Vers 39

Dieses Handbuch ist allen Menschen gewidmet, die an Krankheiten und Beschwerden leiden und dauerhafte Heilung suchen. Ihnen soll das Buch eine praktische Hilfe sein, aber auch ein Anstoß, über die Zusammenhänge zwischen Körper, Geist und Seele nachzudenken. Mögen sie lernen, sich sensibel auf das Geschehen im Körper, auf Störungen und deren Ursachen sowie auf Heilungsansätze einzustellen.

Dazu gehört auch die Bereitschaft, die Verantwortung für die eigene Lebensweise anzunehmen und sich bewußt um die Gesundheitsvorsorge zu kümmern. Denn der Körper ist ein »Tempel des Geistes« und sollte entsprechend erhalten und gepflegt werden.

Dank

Das Tao macht nie etwas,
und doch wird alles durch das Tao bewirkt.

Wenn es kein Wünschen gibt,
ist die ganze Welt in Ordnung,
und es ist Frieden.

»Tao te king«, Vers 37

Dank sei zuerst einigen wunderbaren Lehrern der Traditionellen Chinesischen Medizin gesagt: dem ehemaligen Präsidenten der Deutschen Heilpraktikerschaft. e. V., August Brodde (†), Dr. Karl Heymann (†), HP Helen Blohm, HP Ingeborg Lützen und Professor Gao. Durch ihre Anleitung und Begleitung ist die Autorin zum Verständnis der Grundlagen und der Anwendung der TCM im Westen gelangt.

Dank sei auch den Eltern gesagt, die uns in diese Welt hineingeführt haben. Anna und Alfred Elsässer haben der Autorin zu ihrem vierzigsten Geburtstag einen chinesischen Anhänger geschenkt, in den verschiedene Köpfe geschnitzt waren. Viele Jahre später stellten sich diese Köpfe als Darstellungen der TCM-Lehrer und -Lehrerinnen der Autorin heraus! Dank den spirituellen Meistern Sant Darshan Singh und Sant Rajinder Singh, die uns die Verbindung mit dem inneren Licht und dem göttlichen Klang geschenkt haben. Das ist das uranfängliche »Qi« und die stärkste Heilenergie der Welt, die nie versiegt (und die sogar umsonst zur Verfügung steht!).

Warum dieses Buch?

Die Wahrheit ist älter als die Welt.
Wie können wir ihre Bedeutung erfassen?
Wenn du den Sinn erkennen willst,
lausche in dein Herz hinein.

»Tao te king«, Vers 70

Immer mehr Menschen im Westen interessieren sich – als Ergänzung zu den bei uns bekannten Diagnose- und Therapieverfahren – für alternative Formen der Medizin. Die Traditionelle Chinesische Medizin (abgekürzt TCM) ist besonders populär. Akupunktur und Akupressur, Qi Gong und Tai Chi, Puls- und Zungendiagnose, Moxibustion, die Lehre der fünf Elemente und natürlich das Denken in Yin und Yang sind Stichworte, die in den letzten zwanzig Jahren auch im Westen bekannt geworden sind. Um so mehr gilt es nun – nach einer Phase der ersten Begeisterung und manchmal vielleicht auch unkritischen Übernahme von TCM-Methoden in Wochenendkursen –, die sehr umfassende TCM aufzuarbeiten.

Ziel mußte dabei sein, dieses lebendige System des Ausgleichs von Energien so zu beschreiben, daß sowohl Laien wie Fachleute Gewinn aus der Darstellung von geistigen Grundlagen und Anwendungsmethoden ziehen können.

Die TCM ist vor allem eine ganzheitliche Methode der Prävention, also der Vorsorge. Deshalb stellt dieses Buch die Früherkennung von Symptomen und Ursachen sowie die rechtzeitige Vorbeugung und mögliche Eigenbehandlung beim Auftreten erster Anzeichen in den Mittelpunkt.

Klar und praxisbezogen beschreibt dieses Buch Heilgeheimnisse des alten China auf eine Weise, wie sie im Westen von jedem nutzbringend und ungefährlich angewandt werden können – sozusagen als eine »Tao-Hausapotheke«.

Dabei erfolgt eine Konzentration auf das Wesentliche, allerdings ohne den Anspruch auf eine vermeintliche Vollständigkeit. Wichtig erschien den Autoren hingegen, manche Verbindungen und Ergänzungen zur westlichen Naturheilkunde zumindest an einigen markanten Beispielen deutlich zu machen.

1   Zur Geschichte der Traditionellen Chinesischen Medizin

Die Menschen werden weich und zart geboren;
steif und hart sind sie im Sterben.
Pflanzen werden zart und biegsam geboren;
trocken und brüchig sind sie im Sterben.
Wer also hart und starr ist,
ist ein Schüler des Todes.
Wer weich und nachgiebig ist,
ist ein Schüler des Lebens.

»Tao te king«, Vers 76

Von einer göttlichen Heilkunde zur praktischen Alltagsmedizin

Wir können die chinesische Heilkunde bis auf die Zeit von etwa 6000 v. Chr. zurückverfolgen. Alte Überlieferungen lassen darauf schließen, daß es bereits damals eine Erkenntnis über Lebensenergien und eine Lehre von Energiebahnen gab, durch welche diese Energien fließen. Dieses Wissen besagt, daß es am Körper verschiedene Punkte gibt, die durch Druck oder Massage einen Einfluß auf das Wohlbefinden des gesamten Menschen zeigen. Nach dem heutigen Erkenntnisstand wurden sogar schon Knochenspitzen benutzt, um Akupunkturpunkte zu aktivieren. Die Ärzte behandelten in dieser frühen Zeit nicht etwa nur die Körperkrankheiten, sondern waren in erster Linie Seelenärzte. Sie galten als »göttliche Heiler«, die nicht nur den Zusammenhang zwischen Körper, Geist und Seele kannten. Sondern sie »sahen« vor allem die jeweilige Schicksalsentwicklung, die Lebensaufgaben und die notwendigen Entwicklungsschritte ihrer Patienten und stellten ihre Behandlung darauf ein. Die meisten dieser gut ausgebildeten Ärzte fungierten also auch als spirituelle Lehrer, die auf das geistige Wohlergehen des Menschen als Grundlage seiner körperlichen Gesundheit achteten.

Uns Menschen im modernen Westen mag vielleicht noch mehr überraschen, daß zahlreiche dieser »göttlichen Heiler« auch wichtige Funktionen im Staatswesen übernahmen. Dabei kam es – der chinesisch-taoistischen Weltanschauung und Tradition entsprechend – weniger darauf an, was der Arzt und Staatsmann wußte oder anordnete. Vielmehr ging es vor allem darum, wie sehr er selbst als Person im Einklang mit Himmel und Erde lebte. Seine Aufgabe bestand darin, die höheren Gesetze des Lebens zu verinnerlichen und zu verwirklichen. Dann erst konnte er durch sein Vorbild auf die Menschen einwirken, die seiner Obhut unterstanden. Wenn der »göttliche Heiler«, der zugleich Staatsmann war, selbst in der Ordnung lebte, also heil und heilig, konnten auch Staatswesen und Volk gesund sein beziehungsweise werden.

Neben den »göttlichen Heilern« praktizierten sehr viele sogenannte »Barfußärzte« überall im weiten Land. Sie wandten die vielen Methoden und Mittel an, die sich in der »göttlichen Heilkunde« als brauchbar erwiesen hatten, allerdings ohne den Anspruch einer gleichzeitigen spirituellen Meisterschaft und Führung. Die »Barfußärzte« zogen von Dorf zu Dorf und arbeiteten oft nur für Unterkunft und Nahrung.

Später wurden die Funktionen von Staatsmännern und Heilern immer stärker getrennt. Allerdings blieben die Anforderungen an die Herrscher der verschiedenen Dynastien die gleichen:

Auch sie mußten die Vereinigung von Himmel und Erde, von göttlichen Gesetzen unter irdischen Bedingungen, von formlosem Geist und konkretem Mensch vorleben.

In diese Zeit fällt wohl auch die schriftliche Niederlegung der chinesischen Medizin durch spirituell orientierte Ärzte, die sich nun ganz der Systematisierung ihrer Heilkunde widmeten. In den Jahren 770 bis 220 v. Chr. wurde dieses Wissen in dem Werk »Huan di Nei Jing« aufgezeichnet. Übersetzt heißt es »Der innere Klassiker des gelben Kaisers«. Dieses uralte Werk bildet auch heute noch die Grundlage für die Ausbildung der Medizinstudenten in China.

Die Chinesen waren der westlichen Welt in den Kenntnissen über die Beziehungen von Erkrankungen zu Jahreszeiten, Eßgewohnheiten oder Gemütsverstimmungen weit voraus. Lange bevor wir im Westen etwas über Ansteckungserkrankungen wußten, erkannten die Chinesen Lepra als Infektionskrankheit. Die Pockenschutzimpfung wurde bei uns im 18. Jahrhundert eingeführt, in China ist das Wissen um die Ansteckungsgefahr dieser Krankheit auf das 11. Jahrhundert zurückzuführen. Erst in den sechziger Jahren unseres Jahrhunderts wurde der Westen durch sensationelle Erfahrungsberichte auf diese Heilkunde aufmerksam. Mit Nadeln am Patienten wurden ohne weitere Betäubungsmittel Operationen durchgeführt, obwohl dieser noch ansprechbar war. Es kam auch zu keinen Nachwirkungen, wie sie bei uns im Westen als Folge der Narkosemittel häufig der Fall sind.

In der TCM entstand ein komplexes Gewebe von Diagnosetechniken und Therapieformen, von Lehren zur rechtzeitigen Krankheitsvorbeugung und Vorschlägen zur gesunden und ganzheitlichen Lebensweise. Das geistige Fundament und die spirituellen Ideale traten dabei immer mehr in den Hintergrund. So wurde aus einer »göttlichen Heilkunst«, die alle

Bereiche des Lebens umfaßte, eine praktische Alltagsmedizin, die auch solchen Menschen helfen konnte, die nichts (mehr) von der chinesisch-taoistischen Weltanschauung wußten (oder wissen wollten) und sich damit nicht (mehr) beschäftigten.

Inzwischen ist die Traditionelle Chinesische Medizin (TCM) im Westen anerkannt und eingeführt, es gibt mittlerweile gut ausgebildete Therapeuten. Viele Krankenkassen unterstützen diese Therapieform und übernehmen die Kosten. Vor allem Akupunktur ist weithin »erstattungsfähig«, leider gelegentlich auch dann, wenn die Behandler vielleicht nicht über eine wirklich fundierte Ausbildung und Erfahrungspraxis verfügen.

Die heutige TCM ist aus den genannten, vielfältigen Ansätzen entstanden. Sie umfaßt vor allem:
- die Lehre der Energien und Elemente
- die Lehre der Energiebahnen und Energiepunkte
- die Lehre der Diagnosemöglichkeiten
- die Lehre der Therapiemöglichkeiten
- die Lehre der rechtzeitigen Vorsorge und der rechten Lebensweise und Ernährung

Diese Medizin »funktioniert«, nutzt und heilt – wie wir aus zwanzig Jahren Praxis im Westen inzwischen gesichert wissen – auch dann, wenn Menschen die dahinterstehende Philosophie nicht kennen oder annehmen. Allerdings kann gerade der geistig-spirituelle Kern der TCM eine große Bereicherung darstellen, weil ihm eine ganzheitliche Auffassung von Gesundheit zugrunde liegt und ein Weltbild, in dem der Mensch Teil eines großen, lebendigen Ganzen ist.

Gesundheit, Krankheit und Vorsorge in der TCM

Eine alte chinesische Tradition besagt, daß die Ärzte so lange bezahlt wurden, wie der Patient gesund blieb. Das ist – historisch betrachtet – allerdings nicht ganz genau. Die Heiler wurden sehr wohl bezahlt, aber nur für ihre präventive Behandlung des Patienten. Wenn ein Mensch, der bei ihnen vorsorglich behandelt worden war, dann doch krank wurde, erfolgte die dadurch notwendige Therapie kostenlos.

Die westlichen Gesellschaften, deren Kosten des Gesundheitswesens (Krankenversicherungsbeiträge, Krankenhauskosten, Arzneimittelkosten) bekanntlich geradezu explodieren, könnten davon durchaus lernen. Wenn auch wir mehr auf Vorsorge und Vorbeugung achten würden, stünde es sowohl um unsere Gesundheit als auch um die Staats- und Volksfinanzen besser.

Leben ist ein Fluß von Energien. Körpersäfte fließen, der Körper selbst bewegt sich, Gefühle tauchen auf und fließen zwischen Menschen hin und her, Gedankenkräfte fließen, Bewußtsein entwickelt und öffnet sich. *Panta rhei*, »alles fließt«, sagten die alten Griechen.

Eine kleine Quelle fließt durch Wald und Wiesen, über Moos und Stein, bis sie in einem größeren Fluß mündet. Der Strom fließt durch Fels und Land, bis er im Meer mündet. Das Meer verdunstet unter der Einwirkung der Sonne. Wolken bringen den Regen rund um die Erde. Der Regen sickert in den Boden ein und speist Grundwasser und Quellen. Das Leben als Kreislauf: Diese Anschauung vom Leben liegt auch der TCM zugrunde.

Das Gesundheitsideal der TCM

Alle Energien der verschiedenen Energieformen sind ausreichend und ausgeglichen vorhanden und fließen harmonisch durch die entsprechenden Energiebahnen. Der Mensch lebt bewußt im Einklang mit Himmel und Erde.

Das Krankheitsbild in der TCM

Krankheit entsteht, wenn Energien nicht ausreichend oder nicht harmonisch in ihren Bahnen fließen. Schmerzen entstehen, wenn Energie blockiert wird, also zuviel oder zuwenig fließt oder stockt. Der Mensch leidet körperlich oder emotional oder seelisch; er ist nicht mehr in Einklang mit sich selbst und dem Leben.

Die Vorsorge in der TCM

Der Mensch sollte so leben, daß er sein Körperleben als Teil eines großen, überpersönlichen Energiesystems erfährt und sich entsprechend in seiner Lebensführung (Essen und Trinken, Atmung und Bewegung, Denken und Fühlen, Sprechen und Handeln) verhält. Er bemüht sich um Bewußtwerdung. Der Heilkundige soll im Sinne der TCM-Vorsorge rechtzeitig erkennen, ob sich beim Patienten Energiestaus oder disharmonische Energien bilden, die später zu Schmerzen und Krankheiten führen können. Er soll diese für den Patienten meist noch unsichtbaren und unfühlbaren Ursachen rechtzeitig durch bestimmte Therapieformen energetisch so behandeln, daß sie sich nicht als Krankheit manifestieren.

Die Traditionelle Chinesische Medizin umfaßt viele Bereiche in der Prävention, also in der Vorbeugung. Im therapeutischen Bereich unterscheidet sie in Diagnostik und Therapie.

Hauptsächlich zur Prävention gehören:
- Qi Gong und Tai Chi (meditative Atem- und Bewegungstherapie)
- Ernährungslehre
- Tui Na (traditionelle chinesische Massage)

Hauptsächlich zur Therapie gehören:
- chinesische Diagnose
- Akupunktur
- chinesische Arzneimitteltherapie
- Moxibustion (Erwärmen der Akupunkturpunkte)
- Schröpfbehandlungen

Diese Therapieformen basieren auf philosophischen Hintergründen, ohne die das System der TCM nicht verstanden werden kann. Es ist ein zusammenhängendes globales, universales Denken, das zugrunde liegt. Es hat seine eigenen Auffassungen von Körper und Geist, von Gesundheit und Krankheit, von Leben und Tod. All diese Gesetzmäßigkeiten beruhen auf einem ständigen Wandlungsprozeß des Prinzips von Yin und Yang als Ausdruck der aktiven Energien des Tao.

2 Das Tao: Grundzüge der chinesischen Weltanschauung

Es fließt durch alle Dinge,
innen und außen,
und kehrt zum Ursprung aller Dinge zurück.

Das Tao ist groß.
Die Schöpfung ist groß.
Die Erde ist groß.
Der Mensch ist groß.
Dies sind die vier großen Kräfte.

Der Mensch folgt der Erde.
Die Erde folgt der Schöpfung.
Die Schöpfung folgt dem Tao.
Nur das Tao folgt sich selbst.

»Tao te king«, Vers 25

»Das Tao, das man nennen kann, ist nicht das Tao.« Mit dieser Einsicht beginnt der Weise Lao Tse seine als »Tao te king« berühmt gewordenen Aphorismen und Verse. Die Ganzheit des grenzenlosen Tao entzieht sich den immer nur begrenzt aussagekräftigen Worten.

Tao ist ein Begriff, der in etwa den Worten *ewige Schöpfung, Gott, Allah, kosmisches Bewußtsein* oder *Sat Purush* entspricht. Das sind nur wenige unter den vielen Begriffen, die wir Menschen im Lauf der Zeit geschaffen haben, um die namenlose schöpferische, uranfängliche Energie zu benennen. Begriffe münden fast immer in ein Nichtbegreifen des Benannten.

Heutzutage spüren viele Menschen, daß es eine größere und höhere Kraft gibt, die mehr ist als die Summe aller Geschöpfe, die auch mehr, dauerhafter und harmonischer ist als unser Ich. *Wasser, water, pani, acqua, eau, woda* – das sind Worte, die nur als Begriffe unseren Durst jedoch nicht stillen können. Erst die reine Flüssigkeit selbst, die wir tatsächlich die Kehle herunterlaufen lassen, vermag unserem Bedürfnis Abhilfe zu verschaffen.

Wir Menschen brauchen mentale Brücken, um uns für die Allkraft des Allgegenwärtigen zu öffnen und die Geschehnisse als Zeichen von oben anzuerkennen.

Versuchen wir also eine Umschreibung dessen, worum es wirklich geht – wohl wissend, daß alle Beschreibungen mangelhaft bleiben müssen. Tao ist das Ganze – alles ist im Tao, alles kommt aus dem Tao und geht wieder in das Tao zurück. Das Tao zeigt sich zunächst in der scheinbaren Trennung in Yin und Yang, in dunkel und hell.

Wenn sich das Formlose in die Form gibt, so beginnt die Trennung und die Unterscheidung. Die ursprüngliche Einheit bleibt indes natürlich vorhanden: *Wie oben, so unten – wie außen, so innen!*

Die gegensätzlichen, aber auch komplementären Kräfte reagieren in ständiger Bewegung zueinander, miteinander, ineinander. Die Geburt, das Wachstum, die Wandlung und die Zerstörung aller Wesen und Dinge beruhen auf diesem Gesetz. Für die Heiler des Altertums waren die sichtbaren Dinge der Abglanz geistiger Zustände aus der anderen, der höheren Welt. Der Baum der taoistischen Naturphilosophie schöpft Kraft mit seinen Wurzeln aus dem Unbegreiflichen, für den intellektuellen Verstand nicht mehr zugänglichen Bereich des Tao.

Das Tao wurde in mancherlei Schriftbildern gedeutet, wobei der Kreis wohl am treffendsten das nicht in Erscheinung tretende Sein symbolisiert, das hinter allem steht. Der Kreis selbst und das, was er umfängt und beschreibt, stellt die in Erscheinung tretende Welt dar. Aber es gibt immer etwas außerhalb des Kreises. Ein isolierter Kreis ohne ein »Drumherum«, »Davor« und »Dahinter« kann nicht existieren. Das Tao ist der Kreis und das, was ihn schafft und umgibt.

Das Wort »Tao« zeigt das »Verborgene Prinzip des Universums« an und wird mit »Pfad« oder »Weg« verglichen. Lao Tse spricht vom absoluten Tao, dem Geist, der Quintessenz oder ersten und letzten spirituellen Wahrheit.

Von seinen eigenen Lehren – wie von denen der großen Weisen – hat Lao Tse gesagt:

> *Meine Worte sind sehr leicht zu verstehen*
> *und sehr leicht auszuführen,*
> *und doch ist niemand auf der Erde imstande,*
> *sie zu verstehen und auszuführen.*
> *Diese Worte haben einen Vater.*
> *Diese Taten haben einen Herrn.*
> *Weil sie nicht verstanden werden,*
> *darum werde ich nicht verstanden.*
> *Daß ich von wenigen nicht verstanden werde,*
> *ist ein Zeichen meines Wertes.*
> *Also auch der Berufene:*
> *Er trägt sein Juwel in härenem Gewand.*

Schließlich spricht Lao Tse vom Himmel:

> *Wahre Worte sind nicht schön,*
> *schöne Worte sind nicht wahr.*
> *Tüchtigkeit überredet nicht,*
> *Überredung ist nicht tüchtig.*

Der Weise ist nicht gelehrt,
der Gelehrte ist nicht weise.
Der Berufene häuft keinen Besitz an;
je mehr er für andere tut,
desto mehr besitzt er.
Das Tao des Himmels segnet,
aber schadet nicht.
Der Weg des Weisen vollendet,
aber streitet nicht.

Diese Worte beschreiben, daß »Tao« der Weg zur Wirklichkeit, zum unaussprechlichen und transzendenten Urgrund oder Ursprung allen Seins ist. Aus dieser Quelle entspringt alles Leben. Es wird erfahrbar durch das Üben der Stille, durch die Befreiung des Gemüts vom »Gemütsstoff«. Durch das Zurückziehen in das Innere kann die Umkehrung und die Läuterung des Geistes erzielt werden. Durch die Methode wachsamen Wartens und Beobachtens wird das Gemüt still und kann somit die schöpferische Stille in ihrer höchsten Aktivität erfahren.

In dieser äußeren Entspannung werden die jenseitigen Welten – besser und richtiger: die inneren, immanenten Welten – des Tao in all ihrer Faszination erlebt wie ein magischer Zauber. Das Tao wirkt ohne zu wirken und kann niemals mit dem Intellekt verstanden werden, der wirklich kluge Mensch zieht das Innere dem Äußeren vor. Der Weg des Tao ist immer im Einklang mit der Natur, der Schönheit im Einfachen. Der Mensch, der im Tao lebt, handelt aus der Mitte heraus; er handelt ohne Ziel und ohne Motivation. Für ihn ist Selbsterkenntnis und Gotterkenntnis – das Verständnis und die Verwirklichung des Tao – das wahre Ziel. Rang und Namen haben für ihn keine Bedeutung. Er fühlt sich frei, ist großzügig und weitherzig, er handelt durch Nichthandeln und durch Geschehenlassen.

3 Das Tao von Einheit und Ganzheit: Yin und Yang

Erkenne die männliche Kraft –
und halte dich doch an das Weibliche:
empfange die Welt in deinen Armen.
Wenn du die Welt empfängst,
wird dich das Tao nie verlassen,
und du wirst sein wie ein Kind.

»Tao te king«, Vers 28

Die chinesische Medizin beruht auf der taoistischen Betrachtungsweise des Makrokosmos, des Himmels, der Erde und der lebendigen Wesen. Der Taoismus geht davon aus, daß jede Erscheinungsform des Lebens, also auch der Mensch, von zwei gegensätzlichen Kräften beherrscht wird. Diese Kräfte stehen sich einerseits zwar konträr gegenüber, andererseits ergänzen sie sich aber und bilden erst gemeinsam das vollkommene Ganze. Diese Kräfte werden *Yin* und *Yang* genannt.

Das Yin-Yang-Konzept ist das wichtigste, herausragendste und unverwechselbare Prinzip in der Traditionellen Chinesischen Medizin. Die TCM besagt, daß alles, was in der Natur existiert, aus den Urkräften Yin und Yang entstanden ist, die ihrerseits aus der Einheit und Ganzheit des Tao stammen.

Mit anderen Worten: Das Tao ist das Oberste und Innerste, das für den Menschen Unsichtbare und Unfaßbare. Aus der unsichtbaren und ungeteilten Kraft des Tao entstehen die Yin- und Yang-Kräfte. Wenn sich nämlich die formlose Kraft des

Tao in einer Welt der Formen zum Ausdruck bringt, »verliert« sie ihre ungeteilte Einheit. Denn jede Form ist auch eine Begrenzung! Das ursprüngliche Tao ist jedoch grenzenlos.

Der erste Ausdruck des formlosen Tao in der Welt ist die Polarität von Yin und Yang. Aus dem einen, dem Tao, werden zwei: Yin und Yang. Yin und Yang bilden zusammen – in unterschiedlicher Quantität und Qualität – die Formen dieser Welt. Yin und Yang tragen auch unterschiedliche Qi-Energie oder Lebensenergie in sich, und jede aus Yin und Yang entstehende Form, die unterschiedliche Anteile dieser beiden schöpferischen Kräfte enthält, trägt eine andere Energie in sich. Erst der harmonische Fluß der Qi-Energie führt zu einem gesunden Leben.

Die gegensätzlichen beziehungsweise komplementären Kräfte reagieren in fortwährender Bewegung und Umwandlung auf- und miteinander. Geburt und Werden, die Wandlung und Auflösung aller Wesen und aller Dinge beruhen auf der ständigen Wandlungsphase des Prinzips Yin und Yang.

Durch die Polarität von Yin und Yang kommt es zu einem immerwährenden Prozeß der natürlichen Veränderungen. Diese Umwandlungen vollziehen sich sowohl im Makrokosmos – im Universum – als auch im Mikrokosmos – im menschlichen Körper. Der einzelne oder das einzelne Geschehen sind niemals losgelöst von anderen Phänomenen oder getrennt von der Ganzheit zu betrachten.

Es gibt kein absolutes Yin und auch kein absolutes Yang; immer beinhaltet das eine auch das andere. Deshalb sehen Sie im Yin-Yang-Symbol jeweils den Keim zur Verwandlung, angezeigt durch einen kleinen Punkt im Hauptfeld.

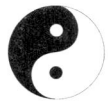

Eine Form kann jedoch durchaus überwiegen, es kann mehr Yin oder mehr Yang geben, es kann auch *zuviel* Yin oder *zuviel* Yang geben. Um gesund zu sein und zu bleiben, sollten wir lernen, im energetischen Gleichgewicht dieser beiden Spannungsfelder von Yin und Yang zu bleiben. Dazu hilft ein Leben im Einklang mit der Ganzheit, in Harmonie mit den himmlischen Kräften und deren Gesetzen, ein Leben in der göttlichen Ordnung und im Einklang mit den kosmischen und natürlichen Kräften.

Wenn wir so im Sinne des Tao harmonisch leben, wird auch unsere eigene Energie, das heißt die Lebenskraft oder Qi-Energie, harmonisch fließen können. Der harmonische Fluß der Qi-Energie ist nach den Erfahrungen der TCM die Voraussetzung für Gesundheit.

Weitere Merkmale von Yin und Yang

Yin und Yang kann man auch in einem zyklischen Wechsel sehen, zum Beispiel beim Wechsel von Tag und Nacht. Der Tag ist dem Yang zugeordnet, das Yin der Nacht. Die aktive Form des Daseins entspricht immer dem Yang, während der passive Anteil des Daseins dem Yin zugeordnet ist. Unter Yang fallen alle Aktivitäten, die ausgeübt werden; zu Yin gehören die Strukturen.

»Yin und Yang sind das Wesen des Himmels und der Erde, die Gesetzmäßigkeit der Zehntausend Dinge, Vater und Mutter, jede Veränderung, Anfang und Ende des Lebens und des Todes.« So lautet ein weiteres Zitat aus der klassischen TCM.

Der Yang-Prozeß verläuft gegensätzlich beziehungsweise ergänzend zum Yin-Prozeß. Er geht mit Wärme einher, kann sich dadurch verflüchtigen und in Energie übergehen. Dazu ein Beispiel: In einem Wärmeprozeß kann das Yang (Hitze) das Eis zum Schmelzen bringen und in die Yin-Energieform des Wassers umwandeln. Umgekehrt kann natürlich ein Yin-Prozeß durch Kälteeinwirkung dieses Wasser zum Gefrieren (Eis = Yin) bringen.

Wir sehen bereits an diesem einen Beispiel, daß das Yin-Yang-Prinzip immer mit einer Transformation von Energien zu tun hat sowie mit allen Dingen und Abläufen im Universum, das sich selbst ja auch dauernd bewegt und verändert.

Yin und Yang sind demnach immer und unabdingbar miteinander verbunden! Yang ist aktiv, Yin ist ruhig. Yang spendet Leben, Yin läßt es wachsen und gedeihen.

Da Yang in der Schöpfung mehr der Aktivität entspricht, steigt es leichter nach oben, es sucht die Ausdehnung. Der Yang-Charakter ist alles Helle, alles Lichte, das nach außen Gerichtete, der Tag, die Sonne, das Aktive, das Männliche, das Nicht-Materielle.

Der Yin-Charakter ist alles Dunkle, Schattige, das nach innen und nach unten Gerichtete, die Nacht, der Mond, das Weibliche, das Bewahrende, die Form oder Struktur der Dinge.

Auf der körperlichen Ebene ist das Yang-Element die Energie und die Wärme, die den Organismus mit all seinen Funktionen am Leben erhält.

Ein Mangel an Wärme, auch Yang-Mangel genannt, kann sich in Form von Kälteempfindungen wie Frösteln, kalten Füßen sowie körperlicher und geistiger Erschöpfung auswirken.

Eine *Fülle* im Yang äußert sich als Hitzeempfindungen, gerötete Gesichtsfarbe, Bluthochdruck, Zornausbrüche oder übersteigerte Aktivität.

Das Yin-Element im Körper beinhaltet alles Substantielle, alles Sichtbare wie Blut, Körperflüssigkeiten, Knochen, Muskeln und Gewebe. Bei einem *Mangel* an Yin ist der Mensch unruhig, mager und nervös. Ist das Yin in *Fülle*, können Verschleimung der Bronchien auftreten, Wasseransammlungen und Ödeme, Cellulitis, Trägheit und Niedergeschlagenheit.

Ein Ungleichgewicht zwischen Yin und Yang besteht, wenn der Organismus zuviel Energie hat oder diese stagniert. Da alle Organe mit den Meridianen (Energiebahnen) in Verbindung stehen und voneinander abhängig sind, bedeutet Gesundheit ein harmonisches Zusammenspiel aller Energien.

Erhöhe ich durch Yang-Anteile wie Sonne oder Wind ein vielleicht schon ohnehin hohes Yang-Potential, so kann es zu einem Ungleichgewicht kommen, das unter Umständen sogar einen Hitzschlag auslösen kann.

Umgekehrt kann durch Kälteeinwirkung von außen, durch klimatische Einflüsse oder durch kalte Nahrung wie Eis oder zu kalte Getränke das Yin aus dem Gleichgewicht geraten und zu Magenverstimmung oder Erkältung führen.

Unsere moderne Lebensführung in der heutigen Zeit – die ja vor allem von Hektik und Aktivität und von einem deutlichen Mangel an Ruhe und Muße geprägt ist – wird nach außen also dem Yang zugeordnet und schadet letztlich dem Gleichgewicht. Das Yin wird dadurch geschwächt.

Deshalb ist es sehr wichtig, jeder Aktivität und Anspannung eine Entspannung folgen zu lassen – zum Beispiel durch Meditation! So kann man das Gleichgewicht dieser beiden Kräfte wieder herstellen, um einer Erkrankung vorzubeugen und die energetischen körperlichen und geistigen Kräfte wieder zu harmonisieren.

Yin und Yang – ihre Kräfte und ihr Kreislauf in unserem Alltag

Yin und Yang können sich, wie erwähnt, ständig verändern, je nach Passivität oder Aktivität des Menschen, nach seinen Gemütsschwankungen, der Naturell-bedingten Beeinflußbarkeit, nach dem Tages- beziehungsweise Nachtrhythmus und dergleichen mehr. Die klimatischen Einflüsse sind ebenfalls von Bedeutung. So können Hitze und Wind zu mehr Yang-typischen Erkrankungen führen (beispielsweise Sonnenbrand, steifer Nacken), Kälte und Feuchtigkeit dagegen zu mehr Yin-artigen Beschwerden (etwa eine Erkältung mit laufender Nase).

Wichtig ist es, daß wir unser individuelles Potential dieser grundlegenden Energien von Yin und Yang nach den Lehren der TCM richtig einschätzen lernen, um im Tagesablauf bewußt damit umzugehen.

Am Tag überwiegt die Yang-Kraft. Sie nimmt am Morgen zu und erreicht am Mittag ihren Höhepunkt – in dieser Zeit ist das Yin auf seinem tiefsten Stand. Nach 12.00 Uhr nimmt das Yang wieder ab und die Yin-Energie nimmt ständig zu. Um Mitternacht hat das Yin seinen energetischen Höhepunkt und das Yang seinen tiefsten Punkt, das heißt, die aktiven Kräfte werden abgesenkt, um dem Körper in der Ruhepause (dem Yin) zu helfen, die Energien neu zu sammeln und zu regenerieren. Beobachten Sie sich einmal in den kommenden Tagen und Wochen, wenn Sie viel Streß (Yang), Hetze (Yang), Ärger (Yang) oder andere ähnliche Beeinträchtigungen Ihres Wohlbefindens erleben. Es ist durchaus möglich, daß Sie am Abend einfach nicht gut genug abschalten und sich auf die Ruhephase des Yin einlassen können. Dann kann es in dieser Ruhephase zu Nervosität, Gereiztheit, Magendrücken, Kopfschmerzen und Schlaflosigkeit kommen.

Bewegung ist Yang, Struktur ist Yin. Schauen wir uns einmal unsere moderne Gesellschaft an. Ständig wird mehr Hektik und Streß (Yang) erzeugt und auch verlangt. Gleichzeitig verlieren die nährenden, sichernden Strukturen an Festigkeit oder lösen sich ganz auf.

Firmen gehen unter, ganze Branchen werden ins Ausland verlagert oder verschwinden. Neue Berufsfelder und Tätigkeiten entstehen, neue Firmenstrukturen werden aus dem Boden gestampft, Zusammenschlüsse erfolgen über die Grenzen der Länder und Kontinente hinweg (VW/Rolls Royce und Daimler/Chrysler sind zwei deutsche Beispiele). Aber auch die neuen Strukturen – das neue Yin – verändern sich mit einer Geschwindigkeit, die einem fast den Atem raubt. Auf keinen Fall geben die neuen Formen von Arbeit und Arbeitsorganisation dem Menschen und seiner Seele Halt, Geborgenheit und Schutz.

Die offensichtlich kaum noch zu stoppende Beschleunigung der besinnungslosen Yang-Bewegungen läßt sich am augenscheinlichsten an den immer hektischeren Bildfolgen in Fernsehen und Film ablesen. Aber auch das Tempo der technologischen Veränderung nimmt immer weiter zu und führt zu globalen Überhitzungsproblemen wie steigender Arbeitslosigkeit für Abermillionen und dem Zwang zur ständigen Lern- und Veränderungsbereitschaft der Erwerbstätigen.

Denken Sie nur einmal an die elektronischen »Tamagotchis«, die eine Zeitlang sehr in Mode waren. Hauptsächlich Kinder und Jugendliche wurden aufgefordert, ständig irgend etwas an dem elektronischen Ei herumzufummeln, einzutippen etc. Sie wurden ständig in Aktivität, in Bewegung gehalten. Warum? Zu einem sinnvollen Zweck, welcher der Entfaltung oder dem Schutz einer lebendigen Struktur dient? Natürlich nicht, denn Aktivität ist zum Selbstzweck geworden. Ein großes Übermaß an Yang – perfiderweise aber unter dem Deckmantel des angeblichen »Sich-Kümmerns« (um das virtuelle Elektronik-Ei).

Daß unsere Zeit den Verlust der Einheit des Tao noch abgründiger erlebt als jede andere Zeit zuvor, ist für jeden aufmerksamen Beobachter offensichtlich. Dieser Verlust der Einheit ist sehr viel bedrückender und bedrohlicher als die Ungerechtigkeiten im sozialen und materiellen Verhältnis unter den Geschlechtern. Die meisten Menschen werden bei Yin und Yang in bezug auf unsere Gesellschaft vermutlich zuerst an das Verhältnis von Frau und Mann zueinander denken. Manche Menschen meinen, Frauen sollten oder müßten mehr Yang-Kraft entwickeln. Sie meinen damit vor allem Ausdruckskraft, Eigenaktivität und Durchsetzungsvermögen. Das mag in manchen Fällen schon stimmen. Aber dazu müssen wir alle, nicht nur Frauen, sondern auch Männer, die Yin-Kräfte stärken. Wir haben heute schon mehr als genug Yang in der Welt.
Da bekanntlich auch die bisherigen Familienstrukturen mehr oder weniger abrutschen oder zusammenbrechen – jede dritte neue Ehe in Deutschland wird geschieden, in den USA jede zweite, viele Mütter sind alleinerziehend und so fort –, fällt auch diese letzte Yin-Struktur des Alltags weg. Damit nimmt die rastlose Yang-Bewegung weiter zu. Was tun?
Wir alle müssen die weiblichen, schützenden, nährenden, sichernden, haltenden, verläßlichen Kräfte der Yin-Weiblichkeit wieder entdecken, wieder stärken, wieder entfalten!
Wie das im Rahmen der Gesellschaft gehen könnte, ist ein Thema für sich, das hier nicht weiter ausgeführt werden kann, obwohl das auch zur Gesundheit im weiteren Sinne gehört. Achten wir jedoch als ersten praktischen Schritt bewußt darauf, die Yin-Kräfte in unserem Umfeld zu stärken – die Struk-

turen des Lebens also –, anstatt uns dazu verleiten zu lassen, in der Spirale der immer schnelleren Bewegungen und Aktivitäten mitzumachen.

Kräftigung und Ausgleich von Yin und Yang

Wir haben gesehen, daß im Organismus viele Funktionen und Abläufe miteinander gekoppelt und voneinander abhängig sind. In der modernen Zeit wird das Yang im Körper durch die Aktivitäten im Äußeren, durch Freizeitbeschäftigungen wie Muskeltraining und Fitneßprogramme besonders gestärkt. Hier zeigt sich im körperlichen Bereich oft ein Zuviel an Yang, was sich zum Beispiel in Nervosität, Verspannungen und Kopfdruck zeigt. Gleichzeitig wird das Yin meist erschöpft, was an übermäßigem Durst oder auch an starker Schweißbildung zu erkennen ist.

In diesem Fall wird empfohlen, als sportliche Betätigung zu schwimmen oder spazieren zu gehen sowie auf eine größere Flüssigkeitszufuhr zu achten und Yin-stärkende Übungen der Stille (Meditation) zu praktizieren.

Generell sind Atmung, Bewegung und Ernährung die stärkenden Faktoren für die Vitalkraft. Schwächende Faktoren sind Emotionen und bioklimatische Einflüsse, mangelhafte körperliche Bewegung sowie schwächende Ernährung.

BEISPIELE FÜR YIN- UND YANG-POLARITÄTEN

Allgemeine Eigenschaften:

YIN-EIGENSCHAFTEN	YANG-EIGENSCHAFTEN
kalt, kühlt	warm, wärmt
Ruhe, beruhigend	Bewegung hält Organfunktion aufrecht
Dunkelheit	Helligkeit
Schattenseite	Sonnenseite
Erde	Himmel
Mond	Sonne
Herbst	Frühling
Winter	Sommer
das Weibliche	das Männliche
das Schwache, Kleine	das Große, Starke
die Nacht	der Tag
Stille	Bewegung

Auf den Körper bezogen:

YIN	YANG
ernährt Gewebe und Organe	hält Organfunktion aufrecht
unten, Unterkörper	oben, Oberkörper
Kälte, frieren	Wärme, Hitze, Fieber
blasses Gesicht	roter Kopf
Passivität	aktives Agieren

Auf Schmerzen bezogen:

YIN	YANG
in Ruhe und in der Nacht	in Bewegung und am Tag
schlimmer bei Kälte	schlimmer bei Wärme
chronische Erkrankungen	akute Erkrankungen
rechte Körperseite	linke Körperseite
Yin-Meridiane	Yang-Meridiane

4   Qi: Lebensenergie und Basis der Gesundheit

Das Tao ist wie ein Brunnen,
den man benutzt und doch nie ausschöpft.
Es ist das ewige Nichts:
von unendlichen Möglichkeiten erfüllt.
Das Tao ist verborgen und doch immer gegenwärtig.
Ich weiß nicht, wer das Tao schuf –
es ist älter als alles.

»Tao te king«, Vers 4

Die Lebensenergie, die von Yin und Yang abhängig ist, wird allgemein *Qi* genannt. Qi ist ein zentraler Begriff in der chinesischen Philosophie und der Traditionellen Chinesischen Medizin, der sich eigentlich nicht genau übersetzen läßt.

Die Chinesen des Altertums glaubten, daß vor der Entstehung des Lebens ein Zustand der Formlosigkeit existierte, welcher Raum, Zeit und Formen bereithielt für eine spätere Manifestation. Der Himmel, das Leichte, Lichte und Helle – das *Yang* –, trennte sich von der Schwerkraft – dem *Yin*, und die Erde konnte geformt werden. Die Erde bringt durch die Verbindung mit den himmlischen Kräften wie eine Mutter neues Leben, das sie erhält und nährt. Somit wird der Mensch an Körper und Geist durch das Qi der Erde und des Himmels geformt, erhalten und ernährt.

Mit folgenden Worten wurde und wird der Begriff Qi beziehungsweise Chi auch übertragen: Materie, Energie, Lebenskraft, Bewegungskraft, Äther. Mit Energie im physikalischen Sinn hat dieser Begriff aber nichts zu tun, eher mit der Vorstellung von der Existenz eines Lebensodems.

Die chinesische Medizin sieht in der Interaktion von vitalen Substanzen das Funktionieren von Körper und Seele. Beide werden nicht als etwas Mechanisches angesehen, sondern als ein komplexes Geschehen von Energien und vitalen Substanzen, die den Körper formen, erhalten und ernähren. Das Qi kann man auch als den »Atem des Lebens« betrachten, der alle Dinge bewegt, oder als die Kraft der Aktivität, schaffend und ernährend, pulsierend und erhaltend und auch wieder zerstörend und auflösend. Diese Energie bewegt sich in einem fortwährenden zyklischen Wandel für alles sichtbar oder unsichtbar Existierende.

In einem alten taoistischen Text steht dazu: »Der Mensch lebt inmitten von Qi. Qi erfüllt den Menschen, angefangen vom Himmel und der Erde bis hin zu den zehntausend Wesen. Alles bedarf des Qi, um zu leben.«

Wir alle haben Qi schon erfahren. Ohne den Begriff vielleicht näher zu kennen, spüren wir doch ständig dieses Qi. Diese feine wesentliche Substanz in unserem Körper kann als die wichtigste Grundlage aller Lebensvorgänge angesehen werden. Die Chinesen bezeichnen die Qi-Energien als eine Lebenskraft, die ähnlich wie Wasser von einer Quelle über Bäche, Flüsse, Seen und Meere in einem wohlgeordneten System durch den Körper fließt.

Diese Energien fließen in Bahnen, die wir mit den Augen nicht erkennen können (und normalerweise auch nicht spüren), in den sogenannten Meridianen. Sind die Energien ausgewogen und in Fluß, so fühlen wir uns vital und lebensfroh, also gesund. Kommt das Qi jedoch durch krankmachende Einflüsse von innen oder außen in Disharmonie, so fühlen wir Kälte oder Wärme, Stauungen, Verspannungen oder Schmerz.

Beispiele für das Erspüren der Qi-Bewegung:
- beim Gähnen fließt ein Schauer von Wärme oder Kälte über den Rücken
- eine Gänsehaut entsteht
- die Augen tränen
- beim Berühren der Fußsohle oder der Taille geht ein Kribbeln durch den ganzen Körper
- beim Wasserlassen spüren vor allem kleine Kinder unwillkürliche Körpererschütterungen
- bei Kälte erfahren wir Zittern und Zähneklappern

Qi ist auch eine wichtige Grundlage aller Bewegungen:
- körperliche Bewegungen (zum Beispiel Springen und Tanzen)
- unwillkürliche Bewegungen (zum Beispiel Atmung und Herzschlag)
- willentliche Bewegungen (zum Beispiel Essen und Sprechen)
- emotionale Bewegungen (Gefühle wie zum Beispiel Liebe oder Ablehnung)
- mentale Bewegungen (Denken, Träumen)

Im allgemeinen schützt das Qi den Körper vor äußeren, sogenannten »bösartigen Einflüssen« wie Hitze, Feuchtigkeit, Trockenheit, Kälte und Wind. Qi ist auch verantwortlich für die Umwandlungsprozesse im Körper. Nahrung und Atemluft werden umgewandelt in körpereigene Substanzen wie etwa Blut, Lymphe oder Schweiß. Qi erwärmt den Organismus und erhält die normale Körpertemperatur. Das Qi sorgt auch für die Ordnung im Körper, die Organe sind an ihrem vorgesehenen Platz, das Blut in seinen Bahnen.
Weiterhin verhindert Qi den Verlust von vitalen Körperflüssigkeiten wie Speichel und Schweiß. Qi wärmt den Körper, wie

gesagt, und erhält und produziert die normale Körpertemperatur; damit ist Qi für das Öffnen und Schließen der Poren zuständig.

Die verschiedenen Grundformen des Qi und die dynamische Verwandlung von Energien

Nach den Lehren in der TCM nimmt das Qi im Körper verschiedene Formen an, die sich je nach der Vielfalt der Funktionen unterscheiden.

FORMEN VON QI
- Ursprungs-Qi (dynamisch treibende Kraft)
- Nahrungs-Qi (Transformation von Nahrung in Qi)
- Atmungs-Qi (aus der eingeatmeten Luft)
- Qi der einzelnen Organe (Magen-Qi, Lungen-Qi, Leber-Qi usw.)
- Blut und Körpersäfte (entstehen aus dem Nahrungs-Qi und werden durch die Milz bereitgestellt)
- Shen (eine substanzlose Form des Qi, das den Geist erhält)

Yin und Yang wirken wie zwei Pole. Zwischen den Polen fließt die lebensspendende Kraft des Qi, die man in etwa mit dem Potential eines elektrisch geladenen Magneten mit »Plus« und »Minus« vergleichen kann. Das Qi zirkuliert in den Leitbahnen, den Meridianen, und auch dazwischen – zum Beispiel an der Körperoberfläche – als Abwehrkraft gegen äußere Einflüsse.

Ursprungs-Qi

Das Qi aus dem Kosmos (auch als *Ursprungs-Qi* bezeichnet) verbindet sich bei der Zeugung mit der Erb-Energie der Eltern (auch *Essenz* genannt) und wird als individueller Energieanteil in den Nieren gespeichert.

Diese Essenz ist eine organische Substanz, welche das kindliche Wachstum der Knochen, der Zähne und Haare, das sexuelle Heranreifen sowie die Entwicklung des Gehirns bedingt, fördert und steuert. Sie kontrolliert nach der Pubertät die Fruchtbarkeit sowie die Fortpflanzung.

In dieser Essenz oder in dieser Energie des ererbten Qi ist nach chinesischer Auffassung die Konstitution des Menschen festgelegt, ebenso seine Stärke und Vitalität.

Qualität und Quantität von Qi ist jeweils für ein ganzes Leben vorgegeben und kann nicht vermehrt oder ergänzt werden. Allerdings kennen wir aus dem Praxisalltag gute Therapiemöglichkeiten mit Wärmeanwendungen und Akupunkturbehandlungen an speziellen Punkten, um diese Energie zu erhalten und zu stärken, um mögliche Stauungen aufzulösen und ihr freies Fließen zu fördern. Auch Qi Gong und Meditation können ein fest angelegtes, vorhandenes, aber unausgewogenes oder blockiertes Potential wieder ausgleichen und strömen lassen.

Die Erb-Energie kann durch Hektik, Streß, lang andauernde Krankheit, ausschweifenden Lebenswandel und dergleichen frühzeitig erschöpft und aufgebraucht sein.

- Das Ursprungs-Qi bildet die Grundlage des Nieren-Qi und hat zudem einen engen Bezug zu den Nieren-Leitbahnen. Sein höchstes Potential hat es zwischen den beiden Nieren sowie unterhalb des Nabels am »Tor der Vitalität«.
- Es unterstützt das Nahrungs-Qi in dessen Umwandlung zu Blut, zu Körpersäften und zum Abwehr- und Aufbau-Qi.
- Es reguliert Herzschlag und Atemfrequenz.

Atmungs-Qi

Das ist die kosmische Lebenskraft, die wir aus der Atemluft aufnehmen. Sie ist wichtig für die Steuerung und die Bewegung der Körperflüssigkeiten wie Blut, Lymphe und anderer Körpersäfte. Eine mangelhafte Atmung und/oder verschmutzte Luft sind für die Schwächung des Atmungs-Qi verantwortlich.

Um diese Energie zu kräftigen, ist es empfehlenswert, sich häufig an der frischen Luft aufzuhalten und öfters die natürliche Vollatmung bewußt und gezielt zu praktizieren. Diese Vollatmung ist harmonisch und füllt die Lungen, das Zwerchfell und die Lungenspitzen mit genügend Sauerstoff. Weitere Hinweise dazu im Abschnitt über Qi Gong.

Das Nahrungs-Qi

Im Chinesischen wird diese Energie auch »Getreide-Energie« genannt *(Gu-Qi)*. Die Nahrung wird zunächst aufgenommen, durch den Kauvorgang zerkleinert, in den Magen befördert und dort fermentiert und gereift. Das entstehende Qi wird dann von der Milz aufgenommen und den Blutbahnen zugeführt; es dient zum strukturellen Aufbau des Organismus. Bei diesem Prozeß schickt die Milz das Nahrungs-Qi in den Brustkorb (Thorax); somit kontrolliert die Milz im gesunden Prozeß das Aufsteigen des Qi im Körper.

Das Nahrungs-Qi hält sich überwiegend in den inneren Schichten des Körpers sowie in den Organen auf. Ist das Milz-Qi jedoch geschwächt, so wird die Nahrung nicht richtig umgewandelt, das Qi »fällt durch«. Dies kann Durchfall und/oder Unwohlsein zur Folge haben.

Eine bewußte, ganzheitliche und jahreszeitbezogene Ernährung kann das Nahrungs-Qi stärken. Wir sollten Lebensmittel bewußt aus unseren Breitengraden wählen und dabei vor allem auf Frische und Qualität achten. Sehr wichtig sind des weiteren liebevolle Gedanken bei der Zubereitung der Speisen sowie Dankbarkeit in Form eines Gebets vor dem Essen und Muße bei der Nahrungsaufnahme.

Abwehr-Qi

Diese Energie wird auch *Wei-Qi* genannt. Das bedeutet soviel wie »schützen«, »verteidigen«. Das Qi der Abwehr wird in Umwandlungsprozessen über Niere und Blase gebildet. Diese Energie fließt in den äußeren Körperschichten und stärkt und erhält das Abwehrsystem. Wichtige Aufgabe der Abwehr-Energie ist, den Körper vor pathogenen äußeren Einflüssen wie Wind, Kälte, Nässe und Hitze zu schützen. Durch das Abwehr-Qi werden die Haut und die Muskeln gewärmt, befeuchtet und genährt. Es reguliert auch das Öffnen und Schließen der Poren und die Schweißproduktion. Da das Abwehr-Qi unterhalb der Haut verteilt ist, wird es von der Lunge kontrolliert. Eine Schwäche der Lungen-Energie kann somit zu verminderter Abwehrschwäche mit erhöhter Infektanfälligkeit führen. Die Folge davon ist erhöhte Kälteempfindlichkeit mit mangelnder Erwärmung der Muskeln.

Das Abwehr-Qi zirkuliert fünfzigmal innerhalb von vierundzwanzig Stunden im Körper. Am Tag bewegt es sich an der Körperoberfläche, in der Nacht in den Yin-Organen im Inneren des Körpers. Das gesunde Abwehr-Qi kreist alle fünfzehn Minuten einmal durch den ganzen Körper und ist »Türwächtern« gleichzusetzen, die darauf achten, wer hineingehen möchte. Sie gewährleisten, daß krankmachende Faktoren nicht eindringen können.

Blut und Körpersäfte

Magen und Milz sind die Hauptquelle des Blutes und der Körpersäfte. Der Magen bereitet die Aufnahme der Nährstoffe – die Chinesen sehen allerdings hier zuerst »Energie« – aus der Nahrung so vor, daß diese von der Milz zu Nahrungs-Qi umgewandelt werden können. Aus diesem Nahrungs-Qi entsteht – über sehr komplexe Prozesse – das Blut. Die Milz hält das Nahrungs-Qi bereit, aus dem das Blut entsteht, und gewährleistet, daß dieses in seinen geordneten Bahnen fließt.

Das Lungen-Qi spielt ebenfalls eine große Rolle, denn es bewegt das Nahrungs-Qi in Richtung Herz, dort wird es in die Blutbahnen geschickt. Es heißt in den klassischen Schriften zur TCM, »das Herz regiert das Blut«.

Aus dieser Sicht stellt das Blut dem Körper die Nährstoffe bereit und übt zugleich noch eine befeuchtende Funktion aus. Es gewährleistet durch das Leber-Blut eine Befeuchtung der Augen, gibt dadurch gestärkte Sehkraft, hält die Sehnen flexibel befeuchtet und ebenfalls Haut und Haare. Somit bleibt das Haar glänzend und die Haut geschmeidig. Die Zunge wird vom Herz-Blut befeuchtet. Bei Blutmangel fehlt dem Geist sein Fundament, der Patient wird unruhig, ängstlich, rastlos und leidet unter Schlafstörungen.

Shen

Shen wird als leichte und substanzlose Form des Qi bezeichnet, die den Geist erhält und nährt. An der Seite des Herzens ist diese Energie im Blut beherbergt, sie hilft klar zu denken und wunderbar tief zu schlafen. Shen hilft die Lebensaufgaben richtig zu erkennen. Es zeigt sich auch im Leuchten und Strahlen der Augen und am selbstbewußten persönlichen Auftreten. Sind Blut und andere Körpersäfte geschwächt, so zieht das auch ein geschwächtes Shen nach sich.

Wo fließt Qi?

Qi fließt in genau festgelegten Bahnen, nämlich in den Blutgefäßen und in den sogenannten Meridianen oder Leitbahnen. Eine Ausnahme bildet das Abwehr-Qi, welches zwischen den Meridianen fließt. Diese Meridiane sind untereinander verwoben und verzweigt, so daß sie den Körper wie eine Landschaft, bestehend aus Bächen, Flüssen und Seen, durchströmen.

Über das Meridiansystem gab es viele Vermutungen. Zunächst wurde es mit dem Nervensystem verglichen, das von ähnlich verlaufenden Bahnen gebildet wird. Mit der Zeit jedoch fanden die chinesischen Ärzte heraus, daß die Meridiane ihre eigene Verlaufsrichtung haben und nicht mit den Nervenbahnen identisch sind.

Entdeckt wurden diese Leitbahnen – wie alles in der TCM – durch Beobachtung des Körpers. Auf den Meridianen wurden kleine »Öffnungen« entdeckt, die wir heute Akupunkturpunkte nennen, an denen das Qi den Körper »betritt« oder auch »verläßt«. Über diese Punkte findet ständig ein Austausch zwischen den einzelnen Körperbereichen einerseits und dem Menschen und seiner Umwelt andererseits statt. Somit befindet sich das Qi in ständiger Bewegung in unserem Körper.

Durch verschiedene therapeutische Techniken, welche die Meridiane und die Akupunkturpunkte ansprechen, kann das Qi im Körper beeinflußt, gelenkt und harmonisiert werden. Die bekanntesten sind Akupunktur (Nadeltechnik beziehungsweise Nadelung), Moxibustion (Wärmeanwendung) und Akupressur (Druckausübung).

5 Qi und die Ursachen von Krankheit

Der Sinn erzeugt.
Das Leben nährt.
Die Umgebung gestaltet.
Die Einflüsse vollenden.
    »Tao te king«, Vers 51

Das Verständnis von Qi und seinen Manifestationen bildet die Grundlage zum Verständnis der TCM und ihren Vorstellungen von Gesundheit, Krankheitsursachen und sinnvollen Behandlungen. Verantwortlich dafür, ob wir uns gesund oder krank fühlen, ist Qualität, Quantität und Fluß von Qi als Teil eines Ganzen, des globalen Energiesystems.

Die chinesische Medizin sagt: Wenn das wahre Qi in Harmonie ist, woher kommt dann die Krankheit? Somit ist eine Disharmonie im Qi also die Krankheit selbst. Deshalb heißt es in der TCM auch: »Die Weisen heilen das, was noch nicht krank ist«. Das »was noch nicht krank ist« bezeichnet eine Qi-Störung, das heißt einen Zustand, der zu einer Krankheit im westlichen Sinne führen kann. In der TCM geht es darum, eine Qi-Störung möglichst früh zu erkennen und zu beseitigen, bevor aus einem energetischen Ungleichgewicht körperlich fühlbare Beschwerden und Symptome werden.

Wie kommt es zu Disharmonien im Qi-Fluß?

Ein wichtiger Punkt in der Praxis der TCM ist, nach den Ursachen der Entgleisung der Lebenskräfte des Qi zu suchen, nach der Disharmonie im Patienten selbst, oder Disharmonien in seiner Umwelt zu erkennen.

Dabei ist es wichtig, nicht nur die momentane Situation des Erkrankten zu identifizieren, sondern auch die dahinterliegenden Ursachen wie Emotionen, äußere Einflüsse und die damit verbundenen Störungen an Meridianen oder Organen.

Klagt ein Patient zum Beispiel über Müdigkeit, Unlust, Appetitlosigkeit und zu weichen Stuhlgang, so ist dies sekundär. Primär wäre die Ursache in der Lebensweise, dem übermäßigen Grübeln und der sitzenden Betätigung zu suchen. Um hier das Milz-Qi wieder aufzubauen, wäre Bewegung in der frischen Luft und erwärmende, lang gegarte Speisen unter Vermeidung von Saurem und Kaltem zu empfehlen. Eine richtige, ausgewogene Ernährung ist ein wichtiger Schlüssel zur Gesundheit. Dazu mehr im elften Kapitel.

Disharmonien im Qi-Fluß entstehen auch, wenn sich Aktivität und Passivität nicht im Einklang miteinander befinden. Ein Ausgleich von Yin und Yang kann und sollte über die bewußte Steuerung von Arbeits- und Ruhepausen erfolgen. Der Qi-Fluß ist auch von den gegebenen klimatischen Bedingungen abhängig.

Ein angemessenes Sexualleben spielt dafür ebenfalls eine Rolle. Die Konstitution jedes Menschen ist vom Gesundheitszustand der Eltern während der Zeugung sowie vom seelischen und physischen Zustand der Mutter in der Schwangerschaft abhängig. Jedoch ist diese angeborene Konstitution nicht unumstößlich, sondern kann innerhalb gewisser Grenzen erhalten beziehungsweise gestärkt werden.

Dazu ist es wichtig, daß wir die Lehren der TCM näher kennenlernen, um gezielt für jeden Typ einen entsprechenden Verhaltens- und Ernährungsplan aufzustellen.

Hierzu gehört eine umfassende Diagnose (wie im achten Kapitel kurz beschrieben). Wichtig ist dafür die Krankengeschichte, die Gesichts- oder Antlitzdiagnose, die Zungendiagnose und das Erfühlen des Pulses. Damit kann der Behandler auf die Ursachen der Krankheit schließen. Die Ursachen für Krankheiten werden nach drei Hauptgruppen unterschieden: äußerliche und klimatische; innerliche und emotionale sowie schließlich neutrale Ursachen (etwa äußere Verletzungen).

Äußere Krankheitsursachen

Wir kennen die sogenannten »äußeren Einflüsse«. Das sind klimatische Veränderungen, die von außen auf den Menschen einwirken. Sie stehen auch in direkter Verbindung zu den Jahreszeiten.

Wind	Frühling
Hitze/Feuer	Sommer
Feuchtigkeit	Spätsommer
Trockenheit	Herbst
Kälte	Winter

In der Regel kann der Mensch mit diesen Energien gut umgehen, sie sind für unsere Gesundheit und den Qi-Fluß sogar sehr wichtig. Werden diese Energien jedoch übermächtig oder wird unser eigenes Qi zu schwach, dann dringen diese pathogenen (krankmachenden) Energien über Haut, Nase und Mund in den Organismus ein. Wir fühlen uns angegriffen und geschwächt. Wir alle kennen den steifen Nacken, Sonnenbrand, Ischias oder

Erkältung. Bei der »Verkühlung« oder »Erkältung« klagt der Patient über Frösteln, verstopfte Nase, leichtes Fieber und eventuell auch über Kopf- und Bauchschmerzen. Die westliche Diagnose würde lauten: Entzündung der oberen Atemwege.

Nach der TCM wird folgende Diagnose gestellt: Äußerer Wind und Kälte sind in die Meridiane gedrungen. Die Behandlung nach der Traditionellen Chinesischen Medizin würde über einen bestimmten Akupunkturpunkt erfolgen, den sogenannten *Windteich*. Mit der Nadelung dieses Punktes kann der eingedrungene Wind *abgeleitet* werden. Frischer Ingwer als Abkochung innerlich gegeben stärkt den Lungenmeridian, der Patient kommt ins Schwitzen, Kälte und Wind werden *vertrieben*.

Im Winter herrscht die Kälte vor, in diesem Zeitraum verfügen wir ohnehin nur über eine schwache Nieren-Energie. So können Kälte- und Wind-Energie ungehindert in die Leitbahnen eindringen, das Gewebe zusammenziehen und Schmerzen verursachen. Hier sollte die Kälte also mit Akupunktur vertrieben werden und an den später genannten Punkten mit direkter Wärme (Moxaltherapie, Moxibustion) behandelt werden.

Die pathogenen Faktoren können sich in ihrem Wesen innerhalb des Körpers völlig verändern. Wind und Kälte können sich in Hitze verwandeln, also in Fieber, genauso wie auch Feuchtigkeit in Fieber umschlagen kann. Feuer und Hitze können sich in Trockenheit zeigen (starker Durst, trockener Mund). Überaus starke Hitze kann sich in »Winderkrankungen« zeigen, wie Muskelverspannung, steifer Nacken oder Hauterkrankungen.

Innere Krankheitsursachen

Nach den Lehren der TCM sind die Emotionen ein natürlicher Bestandteil des menschlichen Daseins. Wir können es im Alltag nicht verhindern, auch einmal zornig, vielleicht traurig oder auch besorgt oder ängstlich zu sein. Bestehen diese Emotionen jedoch über eine längere Zeitspanne hinweg oder fehlt eine Emotion gänzlich, so kann das zu Krankheiten führen. Die emotionalen Faktoren, das wußten die chinesischen Ärzte schon immer, haben großen Einfluß auf das gesundheitliche Wohlbefinden des Menschen. Das psychische und das physische Leben sind eng miteinander verbunden.

Den Begriff der *psychosomatischen Erkrankungen* kennt die TCM allerdings nicht, da sie davon ausgeht, daß Körper, Seele und Geist eine Einheit bilden.

WICHTIGE »KRANKMACHENDE« EMOTIONEN DES MENSCHEN SIND:

Genußfreude, Lust
Ärger, Zorn
Traurigkeit
Kummer, Schwermut
Angst, Furcht
Schock

Genußfreude, Lust

Mit diesen Begriffen ist nicht die reine Lebensfreude gemeint, sondern eine übermäßige Erregung, welche das Herz verletzen oder zumindest belasten kann. Auch überzogene Stimulation durch ein vermeintlich »tolles« Leben – wie erfreulich das auch vorübergehend für den betreffenden Menschen sein mag –, kann zur Schädigung der Herz-Energie und auch zu Schlaflosigkeit oder Schlafstörungen führen. Umgekehrt kann verminderte Lebensfreude – wenn ein Patient das Lachen *verlernt* hat –, sich durch Druck im Brustkorb bemerkbar machen, verbunden mit Unlustgefühlen.

Ärger, Zorn

Zu diesen Emotionen gehören im weiteren Sinne auch unterdrückter Ärger, Groll, Frustration, Feindseligkeit und Reizbarkeit. Auch hier kann es zur Qi-Stagnation in der Leber kommen, wenn diese Emotionen länger bestehen. Die angestauten Gefühle können sich an der Schilddrüse, durch Druck unter dem Rippenbogen und im Magen bemerkbar machen.

Wird aus der Wut über längere Zeit hinweg Zorn, so kommt es zum sogenannten »Leberfeuer«, das sich nicht nur durch starken Kopfdruck, sondern auch durch Bluthochdruck oder gar durch den gefürchteten Schlaganfall zeigt.

Traurigkeit

Diese Emotion kann sich, wenn sie im Übermaß erlebt wird, schwächend auf die Lungen-Energie auswirken. Die Energien des oberen Körperbereichs werden blockiert, und die Nähr- und Abwehr-Energien können nicht mehr (richtig und frei) zirkulieren. Es entsteht Hitze, die sich zum Beispiel als Bronchitis zeigt; auch kann damit Atemnot, Müdigkeit und Depression verbunden sein. Durch die flache Atmung kommt es zu einer verminderten Sauerstoffaufnahme im Blut, was sich wiederum am schwächeren Kreislauf, an der blassen Gesichtsfarbe und einer allgemeinen Neigung zur Apathie zeigt.

Kummer, Schwermut

In unserer heutigen Gesellschaft ist übermäßiger Gedankenfluß, verursacht durch Sorgen, eine sehr häufige Emotion. Das schwächt das Milz-Qi und auch das Lungen-Qi. Übertriebenes geistiges Arbeiten, allzu lange am Computer sitzen oder zuviel und/oder zu lange Fernsehen schauen, ziehen ebenfalls einen Mangel an Milz-Qi nach sich. Durch die Verminderung von Milz-Qi (weil die Nahrungs-Energie in einem deutlich verringerten Maße umgewandelt wird), wird die Bildung von Schleim begünstigt. Damit entstehen gleichzeitig Müdigkeit und Lustlosigkeit.

Angst, Furcht

Der Volksmund sagt »das geht mir an die Nieren«. Lang anhaltende Angstzustände schädigen die Nieren-Energie. Bei Kindern kann sich dies im Bettnässen zeigen, bei Erwachsenen kommt durch diese Emotion der Energiefluß von der Niere zum Herzen aus dem Gleichgewicht, was sich in Herzattacken, Nachtschweiß und Herzklopfen zeigt. Bei psychisch Erkrankten ist nach Erkenntnis der TCM eine Behandlung durch Akupunktur wichtig. Dadurch werden die oft jahrelang gestauten Emotionen gelöst, das Qi beginnt wieder zu fließen, und das Beschwerdebild wird gelindert oder löst sich sogar auf.

Schock

Schock, psychisch oder physisch, schwächt das Qi des Herzens und der Niere. Ich weise in meinen Kursen immer auf die Notwendigkeit hin, den Menschen, die einen Schock erlitten haben, beizustehen. Bis die Hilfe vor Ort da ist, können liebevolle, wohltuende Worte und natürlich Wärme (Decke) oder Bachblüten (Notfallmittel) lebensrettend wirken. Schock kann lebensbedrohend sein! Er zeigt sich auch durch Schweiß, Schwindel, Atemnot und Tinnitus.

Wie wir gesehen haben, sind Emotionen energetisch mit einem bestimmten Organ verbunden und beeinflussen sich gegenseitig:

Ärger, Zorn	Leber
Genußfreude, Lust	Herz
Kummer, Schwermut	Milz
Traurigkeit	Lunge
Angst, Furcht	Niere

Dazu sagt die TCM: Die Disharmonie in einem entsprechenden Organ wird die entsprechende Emotion aus dem Gleichgewicht bringen – und umgekehrt!

EINE QI-STÖRUNG KANN SICH ZEIGEN IN:
- Qi-Leere (Erschöpfung)
- Qi-Mangel (Müdigkeit, Konzentrationsschwäche, Abwehrschwäche, kalte Hände, Heißhunger auf Süßes, Appetitlosigkeit)
- Qi-Stau (Stauungen und Schmerzen, breiig ungeformter Stuhl oder Verstopfung)
- Qi, das gegenläufig fließt (zeigt sich zum Beispiel bei der Lunge als Husten, beim Magen als Schluckauf, bei der Milz als dumpfes Gefühl im Kopf, eventuell mit Erbrechen und Durchfall)

Kräftigung und Ausgleich von Qi

Um anderen Einflüssen, die das Qi insgesamt verbrauchen oder den Qi-Fluß hemmen, entgegenzuwirken, ist eine natürliche Lebensweise für den Menschen äußerst wichtig. Dabei sind die tragenden Rollen die Ernährung, die sexuelle Aktivität, physische und psychische Phasen der Aktivität (mäßiger Sport – ein Zuviel schädigt die Lebenskraft!) und der Passivität (geregelter Wach- und Schlafrhythmus, Mußezeiten, Meditation).

Die Lebensweise spielt wie in jeder anderen Kultur eine zentrale Rolle. Nach dem Ideal der chinesischen Weltanschauung sollten alle Lebensaktivitäten in harmonischen Einklang mit dem gesamten Kosmos, den vier Jahreszeiten, der eigenen Konstitution sowie der individuellen Lebensphase stehen, in der man sich gerade befindet.

Die ganzheitliche Ernährung spielt eine wichtige Rolle, da das Magen- und das Milz-Qi für die Verdauung zuständig sind. Die TCM hält es für ratsam, zu viele rohe Nahrungsmittel und auch zuviel Süßes zu meiden. Dadurch wird das Milz-Qi überanstrengt, und es entsteht kalte Feuchtigkeit im Körper, die sich dann in Bauchschmerzen, einem allgemeinen Schwächezustand und womöglich auch in Durchfall zeigt.

Darüber hinaus können wir die Lebensenergie durch gezielte Akupunktur durch einen fundiert ausgebildeten und praxiserfahrenen Therapeuten stärken und erhalten. Die Moxibustion, also die Wärmeanwendung an verschiedenen Akupunkturpunkten, kann hingegen auch jeder Laie praktizieren (siehe Anleitung dazu unter »Moxabehandlung« im dreizehnten Kapitel).

Die TCM hält noch ein weiteres Mittel für Ausgleich und Stärkung der Lebenskraft bereit, nämlich die Kräuterheilkunde. (Dazu finden Sie nähere Informationen im fünfzehnten Kapitel). Außerdem sind Qi-aufbauende Übungen bei den Abschnitten zur Schröpfkopfbehandlung und bei den Qi-Gong-Übungen genauer beschrieben (siehe dazu Seite 158).

Eine ergänzende, aber mehr westlich orientierte Heilweise zum Ausgleich oder zur Stärkung von Qi-Lebensenergie ist die Anwendung von Bachblüten, Schüsslerschen Zellsalzen und Homöopathie. Diese wunderbaren Mittel sind in fast jeder Naturheilpraxis die feinstofflichen Helfer und Heiler, die den Patienten in seinen psychischen Gemütszuständen auffangen.

6 Die Meridiane: Entsprechungen und Störungen

Wer Wissen erlangt, fügt jeden Tag etwas hinzu.
Wer sich dem Tao öffnet, verliert etwas jeden Tag.
Er vermindert und vermindert und erzwingt nicht,
bis er schließlich zum Nicht-Tun gelangt.
Wenn nichts getan wird,
bleibt nichts ungeschehen.

»Tao te king«, Vers 48

Die Hauptenergiebahnen

Die alten Chinesen haben festgestellt, daß es zwölf Hauptbahnen oder »Leitbahnen« an der Oberfläche des Körpers gibt, in denen die Qi-Energien besonders stark fließen und von wo aus die Qi-Energie im Körper verteilt wird. Diese Leitbahnen sind auch als *Meridiane* bekannt. Es gibt sechs Yin- und sechs Yang-Meridiane.

Bei einem gesunden Menschen fließen in diesen Leitbahnen gleichmäßig und gut verteilt die gesamten Energien, die der Mensch zum körperlichen und seelischen Wohlbefinden braucht. Der harmonische Energiefluß regelt sich nach Faktoren, die individuell unterschiedlich sein können.

Zu den wichtigen Faktoren, die den Energiefluß in den Meridianen auf ganz natürliche Weise regulieren, zählen: das Alter, das Geschlecht, die Jahreszeiten, die berufliche Tätigkeit, das

Wetter und andere klimatische Einflüsse, die Tageszeit, der Tagesablauf, das soziale Umfeld, die Wohnqualität (um die sich die Lehre des *Feng Shui* besonders kümmert), die geistige Orientierung, das seelisch-emotionale Befinden.

Auf den folgenden Seiten sehen Sie die zwölf Meridiane und zwei Sondermeridiane in ihrer Lage an der Körperoberfläche. Die wichtigsten Punkte sind hervorgehoben und beschrieben. Die Aktivierung dieser Punkte wird vor allem bei den sogenannten Symptomen oder Beschwerdebildern vorgenommen. Die Bezeichnung der Punkte erfolgt in der üblichen Abkürzung auf je zwei Buchstaben, zum Beispiel Lu 1 für den Punkt Nummer 1 auf dem Lungenmeridian, He 5 für den fünften Punkt des Herzmeridians und so weiter.

Wichtiger Hinweis: Die Übersicht über die Meridiane ist vor allem für Leser und Leserinnen gedacht, die tiefer in das Thema TCM einsteigen möchten. Die anderen können die nächsten Seiten einfach überblättern. Die Nennung der Symptome zu den einzelnen Punkten folgt keiner besonderen Systematik, weil es solche (leider) in der TCM nicht gibt! Wie oben erwähnt, werden hier nur die wichtigsten Punkte aufgeführt.

Lungenmeridian
(dem Lungenmeridian werden 11 Punkte zugeordnet)

Die Behandlung dieser Punkte erfolgt vor allem bei:
Lu 1: erschwerter Atmung, Schmerzen im Bereich des Schultergürtels, Husten, Asthma
Lu 2: wie oben Lu 1, außerdem bei Armschmerzen
Lu 3: Nasenbluten, Müdigkeit, Schlafsucht, Vergeßlichkeit, Verschleimung, erschwertem Heben der Arme

Lu 4: Husten, Asthma, Kurzatmigkeit

Lu 5: Völlegefühl, keuchender Atmung, Niesen, Schnupfen, Kurzatmigkeit, Knieschwellung an der Innenseite, »Einschlafen« der Hände und Finger, häufiges Harnlassen kleiner Mengen

Lu 6: heftigen, ziehenden Schmerzen von den Schultern bis ins Handgelenk, unscharfer Sicht, Hämorrhoiden, Ellenbogenschmerzen, Bronchitis

Lu 7: über diesen Punkt kann man harmonisieren und den Energiefluß im Lungenmeridian wiederherstellen; außerdem bei Zahnschmerzen, Nackenkopfschmerz, Bronchitis, Schnupfen, Aufgedunsenheit des Gesichts

Lu 8: Atemnot, Beklemmung in Brust- und Herzregion, Verdauungsstörungen mit stechenden, starken Bauchschmerzen, Schwindelgefühl, Kopfschmerz, Schmerz im Ellenbogen und im Arm, Husten, Krämpfen an Brust und Rücken

Lu 9: Atembeschwerden, Aufstoßen, Nervosität, geröteten Augen, Beschwerden im Handgelenk, Taubheitsgefühl in den Gliedmaßen, Schmerzen in der Brust, Kraftlosigkeit der Hände, chronischer Müdigkeit bei Schlaflosigkeit

Lu 10: Frösteln und Kältegefühl am Anfang einer Erkältung ohne Schweiß und Fieber, Entzündungen im Halsbereich, bei weißem Schleimauswurf, Schwellung der Lymphbahnen der Brust, Entzündungen der Schilddrüse, Schwindelgefühl; außerdem wirkt die Aktivierung dieses Punktes fiebersenkend

Lu 11: erschwerter Atmung, akuten fieberhaften Erkältungskrankheiten, Engegefühl im Halsbereich, fehlendem Appetit, trockenen Lippen, starkem Durst, Schwindel mit drohender Ohnmacht, hohem Fieber, Krupp-Husten

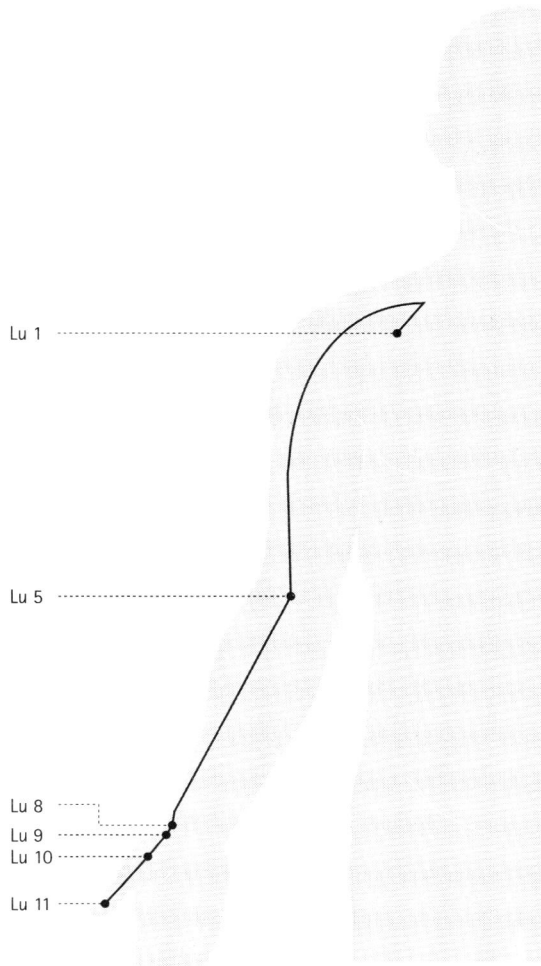

Lu 1

Lu 5

Lu 8
Lu 9
Lu 10

Lu 11

Dickdarmmeridian
(dem Dickdarmmeridian werden 20 Punkte zugeordnet)

Die Behandlung dieser Punkte erfolgt vor allem bei:
Di 1: Zahnschmerzen, Ohrensausen, trockenem Mund, Spannungsgefühl in der Brust, Schmerzen und Spannungsgefühl in Schulter und Rücken, Nachtblindheit
Di 2: Schwellungen an der Halsaußenseite, Schmerzen, die von den Schultern bis in den Rücken ausstrahlen, Schreckhaftigkeit, Stimmlosigkeit, Kehlkopfschmerz
Di 3: Zahnschmerzen am Unterkiefer, Zahnschmerzverschlimmerung bei kalter Flüssigkeit, Mundwinkeleinrissen, »Rumpeln« in den Eingeweiden, gesprungenen Lippen, Schreckhaftigkeit, Speichelfluß
Di 4: Erkältungskrankheiten, Fieber, Schüttelfrost, Kopfschmerzen, geschwollenem, schmerzhaftem Mund und Rachen, reizbarer Nervenschwäche
Di 5: Kopfschmerzen, Schreibkrampf, Schmerzen in den Händen, Husten mit dünnem Auswurf, entzündeten Augen mit Schleierbildung, unbeherrschten Lachanfällen und Ausgelassenheit, Rheuma im Daumen
Di 6: Schmerzen in den Händen, Handgelenken und Armen, unscharfer Sicht, Zahnschmerzen, trockenem Hals, Ohrensausen und Schwerhörigkeit
Di 7: Krämpfe, Unruhe, Kopfschmerz, Fieber, Bauchgeräuschen mit Schmerzen, Beklemmungsgefühlen in der Leibesmitte
Di 11: Bluthochdruck, Durchfallerkrankungen, Ellenbogenschmerzen, allergischen Erkrankungen, Kraftlosigkeit in den Armen, Röte und Gedunsenheit der Arme, Überempfindlichkeit und Übererregbarkeit, Vergeßlichkeit
Di 15: Gelenkentzündungen, Nackensteife, Schulterschmerzen, Kopfschmerzen, Gliedersteife

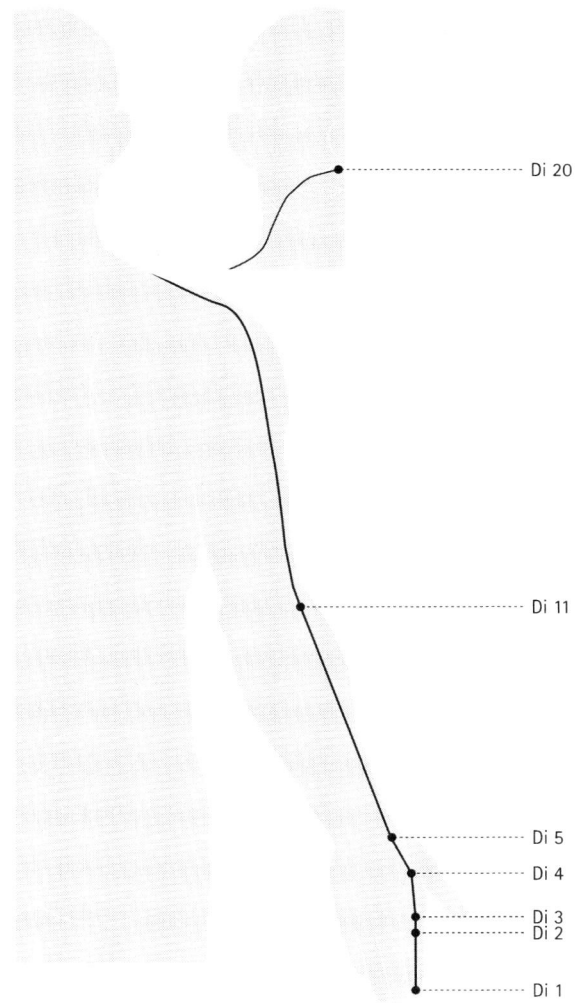

Di 20

Di 11

Di 5

Di 4

Di 3
Di 2

Di 1

Di 17: plötzlichem Stimmverlust, erschwertem Schlucken; befreit Schlund und Kehle

Di 20: einseitigem Nasenfluß, verstopfter Nase und Geruchsverlust, Wucherungen in der Nase, Nasenbluten, Furunkel in der Nase

Magenmeridian
(dem Magenmeridian werden 45 Punkte zugeordnet)

Die Behandlung dieser Punkte erfolgt vor allem bei:

Ma 2: behinderter Nasenatmung, Schwellung der Augen, Kurz- und Weitsichtigkeit, Kopfschmerzen, Drehschwindel, Bindehautentzündung, Tränenfluß

Ma 4: Gesichtssteife, Kurzsichtigkeit, Nachtblindheit, Stimmverlust, Schluckunfähigkeit, verstopfter Nase, Erkrankungen des Oberkiefers

Ma 6: Zahnschmerzen, nachdem Zähne gezogen wurden, Stimmverlust

Ma 7: Schwellung des Zahnfleischs, Zahnschmerzen, Ohrenschmerzen, Schwerhörigkeit, Gesichtsneuralgie

Ma 8: heftigen Kopfschmerzen, bohrenden Schmerzen in den Augen, Zuckungen der Augäpfel, Tränenfluß, Speichelfluß

Ma 9: Halsschmerzen, Schwellung der Schilddrüse, Völlegefühl, Schreianfälle; blutdruckausgleichender Punkt

Ma 25: Verdauungsstörungen allgemein, Übelkeit, akute und chronische Magen-Darm-Erkrankungen, Blähungen, Verstopfung, allgemeiner Schwäche

Ma 36: Magenschmerzen, stockender Verdauung, Völlegefühl, Kräfteverfall, Müdigkeit, nervösen Herzbeschwerden, Kniebeschwerden

Ma 37: Durchfall; beeinflußt direkt den Dickdarm

Ma 39: Nässe im Dünndarm; tonisiert das Blut

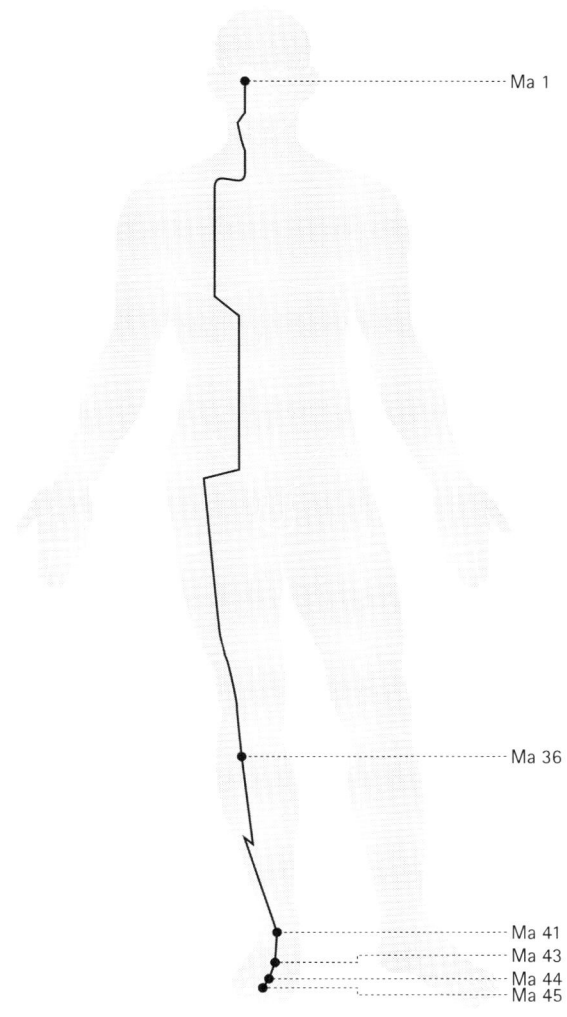

Ma 1

Ma 36

Ma 41
Ma 43
Ma 44
Ma 45

Ma 40: Appetitmangel, Schwindel, Asthma und Husten, Benommenheit, kalten Händen und Füßen, Nervosität und Unruhe; regt die Magensaftbildung an, wirkt schleimlösend

Ma 41: lokalen Beschwerden im Magenbereich, Blähungen, Fußgelenksbeschwerden, Schwellungen, Steifheit des Kniegelenks

Ma 44: Völlegefühl, Auftreiben des Bauches, Gastritis, häufigem Niesen, Schreckhaftigkeit und Nervosität, Zahnschmerzen allgemein und im Oberkiefer, Schlafstörungen

Ma 45: Schlaflosigkeit, schweren Träumen, Alpträumen, Angst, Sodbrennen, Gastritis

Milz–Pankreas–Meridian
(dem Milz-Pankreas-Meridian werden 21 Punkte zugeordnet)

Die Behandlung dieser Punkte erfolgt vor allem bei:

Mp 1: Ängstlichkeit, Unruhe, kalten Füßen, Nasenbluten, Krampfneigung; gilt als »Schlafpunkt«

Mp 3: Brechdurchfällen mit Schmerzen, Übelkeit, Ballenentzündungen, Appetitlosigkeit, Gelenkschmerzen

Mp 4: Unterbauchverkrampfungen, Magen-Darm-Beschwerden, Appetitverlust, Ängstlichkeit, Schreckhaftigkeit, Unruhe mit Durstgefühl

Mp 6: Durchfall, Blähungen, Bauchschmerzen, vermehrtem Harndrang, Menstruationsstörungen, Schmerzen an der Innenseite der Oberschenkel, Schmerzen im Unterleib, Niesen und Mundatmung; gilt als Vitalpunkt

Mp 9: Kältegefühl im Bauch, Sommerdurchfällen, Spannung unter dem Rippenbogen, Lendenschmerzen, rheumatischen Gelenkerkrankungen, Kniebeschwerden, Wechsel von Frieren und Schwitzen

Mp 10: allen Arten von Menstruationsstörungen, Allergien,

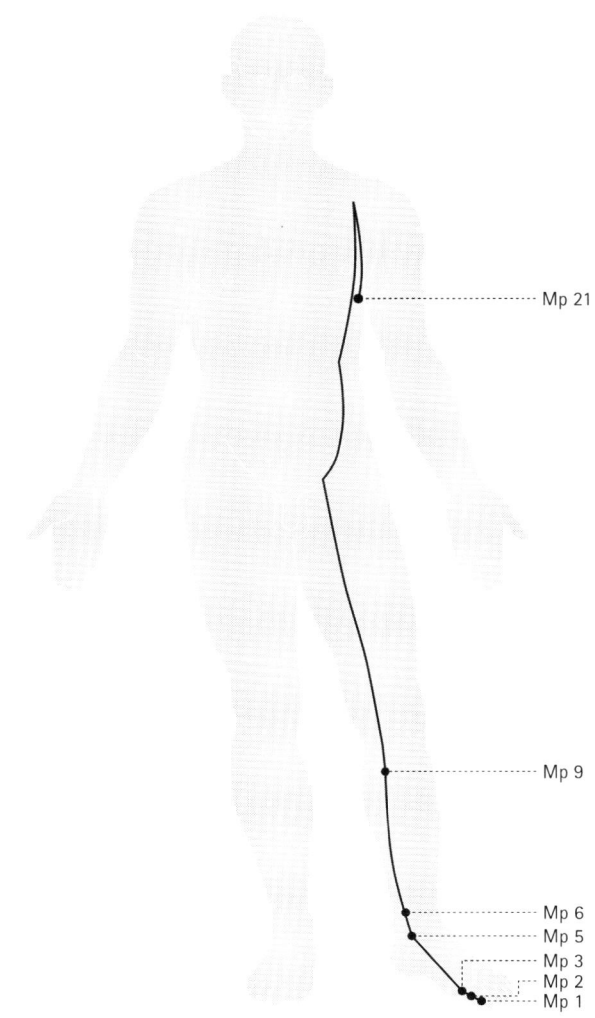

Mp 21

Mp 9

Mp 6
Mp 5
Mp 3
Mp 2
Mp 1

Hauterkrankungen, Juckreiz; auch zur Anregung roter Blut-
körperchen
Mp 11: blockiertem Harnlassen, Bettnässen, Leistendrüsen-
schwellungen
Mp 13: Schmerzen und Spannungen im Unterleib, Übelkeit
mit Kopfschmerzen
Mp 16: heftigen Schmerzen im Magen- und Gallenblasenbereich, Kältegefühl im Bauch, Verstopfung oder Durchfall

Herzmeridian
(dem Herzmeridian werden 9 Punkte zugeordnet)

Die Behandlung dieser Punkte erfolgt vor allem bei:
He 1: Durchblutungsstörungen der Arme und der Hände,
Brechreiz, Aufstoßen, quälendem Durst, gedrückter Stim-
mung, trockener Kehle, Spannungen in den Rippen, Hals-
schmerzen
He 3: Kopfschmerz, Schwindel, Angst, Nervosität, Zahn-
schmerzen, Ellenbogenschmerzen, Kältegefühl in den Zäh-
nen, Nackensteife, Schluckauf, Schwere der Unterarme,
Schwellung des Halses, Zittern, Taubheit im Arm und in der
Hand
He 4: Sprachhemmung nach Schock und Schreck, Angst,
Herzschmerzen, Nackensteife, Zahnschmerzen, Übelkeit,
Neuralgien, Entzündung und Schwellung der Lymphknoten,
Vergeßlichkeit, Schlafstörungen mit Schwitzen
He 5: Kopfschmerz mit Drehschwindel, Reizbarkeit, häufigem
Niesen, plötzlichem Stimmverlust, Atembeklemmungen, Au-
genschmerzen, Schmerzen in den Händen, Handgelenken und
Ellenbogen
He 7: Reizbarkeit, Depression, Unruhe, Ängstlichkeit, Kurzat-
migkeit, heißen Handinnenflächen, Schlaflosigkeit, Gedächt-

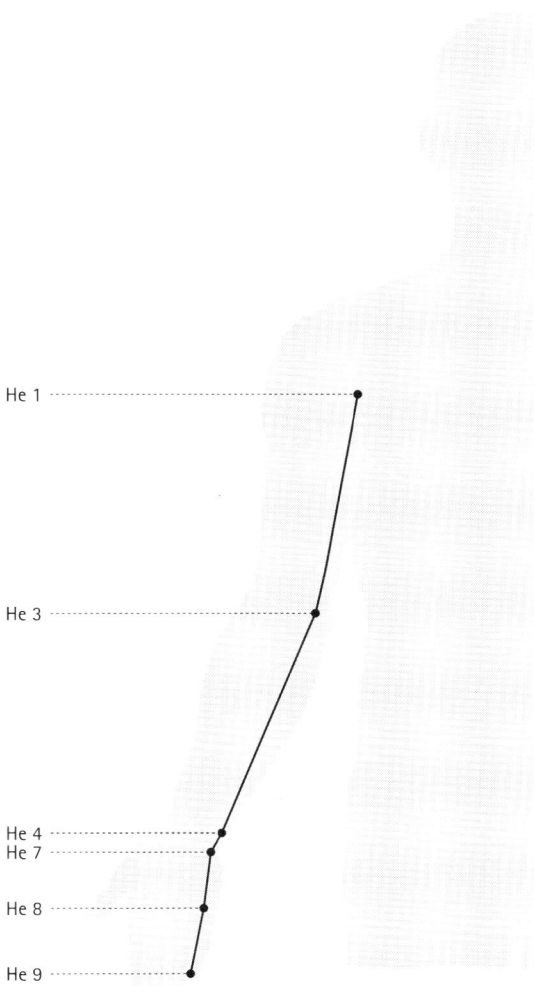

He 1

He 3

He 4
He 7

He 8

He 9

nisschwäche, Bettnässen, verstopfter Nase, trockenem Hals mit Appetitlosigkeit; wirkt beruhigend auf die Nerven

He 8: Atembeklemmung, Unruhe und Angst, Schmerzen in der Brust, Schmerzen im Oberarm, blockiertem Harnlassen, Bettnässen, Schwindel, Wechselfieber, üblem Mundgeruch

He 9: Spannungsgefühl im Körper, Brechreiz, Fieber mit Unruhe, Durst, gedrückter Stimmung mit Schreckhaftigkeit, Würgegefühl, Stimmungsschwankungen, Blutleere im Kopf, mangelnder Konzentration, Kollaps

Dünndarmmeridian
(dem Dünndarm werden 19 Punkte zugeordnet)

Die Behandlung dieser Punkte erfolgt vor allem bei:

Dü 1: Schwerhörigkeit, Husten, Nackensteife, Kopfschmerzen, Nasenbluten, allgemeinen Herzbeschwerden, Herzerweiterung

Dü 2: Ohrensausen, Augenschmerzen, Nackenschmerzen, reißenden Schmerzen in den Augen, verstopfter Nase, Atemstörungen, Schleierbildung vor den Augen, Steifheit des kleinen Fingers, Schwellung der Brust

Dü 3: Spannung und Schmerzen in der Brust, geröteten Augen, verstopfter Nase, Nasenbluten, Tinnitus, Schwerhörigkeit, Nackensteife mit Kopfschmerz, Übelkeit, Verspannungen im Nacken- und Schulterbereich

Dü 6: Verspannungen des Halses, unscharfer und schwacher Sicht, Schwindel, Schwellung und Rötung des Ellenbogengelenks, Schulterschmerz und Nackensteife

Dü 8: Zahnwurzelentzündungen, Schwellung des Zahnfleischs, Schwerhörigkeit, Unterbauchkrämpfe, Schwellungen und Schmerzen im Ellenbogengelenk, Schwindelanfällen, Schmerzen im kleinen Finger

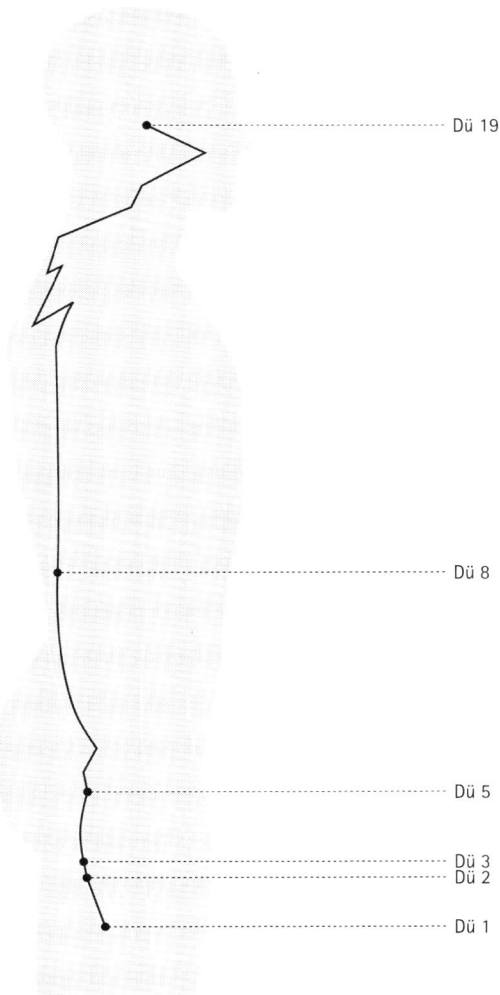

Dü 19

Dü 8

Dü 5

Dü 3
Dü 2

Dü 1

Dü 10: heftigen Schulterschmerzen, Kraftlosigkeit des Gelenks, Bluthochdruck

Dü 11: Schmerzen in Oberarm und Schulter, Unfähigkeit, den Arm zu heben, Völlegefühl, Spannung in der Brust, Husten, Kieferschwellung

Dü 15: Sehstörungen, Schmerzen in Schulter und Rücken, Husten mit Auswurf

Dü 16: Stimmverlust, Atembeklemmung, Schluckbeschwerden, steifem Nacken, Schwerhörigkeit, Hämorrhoiden

Dü 19: Taubheit, Schwerhörigkeit, Tinnitus, Ohrenschmerzen, Zahnschmerzen

Blasenmeridian

(dem Blasenmeridian werden 67 Punkte zugeordnet)

Die Behandlung dieser Punkte erfolgt vor allem bei:

Bl 2: Stirnkopfschmerz, Migräne, Augenjucken

Bl 10: Kopfschmerz, Geruchsverlust, Drehschwindel, Nackenschmerzen, Scheitelkopfschmerzen, Halsschwellung

Bl 11: Erkältungsneigung, Husten, Fieber, Kopfschmerzen, Abgeschlagenheit, Unruhe, Knochenkrankheiten und Gelenkbeschwerden; dies ist ein Spezialpunkt zur Dämpfung der Yang-Energie und zur allgemeinen Harmonisierung

Bl 12: Fieber, erschwerter Atmung, Husten, Nasenbluten, häufigem Niesen, Nacken- mit Kopfschmerzen; Punkt für »Winderkrankungen«

Bl 13: Erschöpfung, Verkrümmung des Rückens, Kurzatmigkeit, Übelkeit, Brechreiz, Appetitlosigkeit, Nackensteife, Krämpfen, Steifigkeit der Extremitäten, Zusammenschnürungsgefühl im Hals mit Schluckbeschwerden; Zustimmungspunkt zum Lungenmeridian

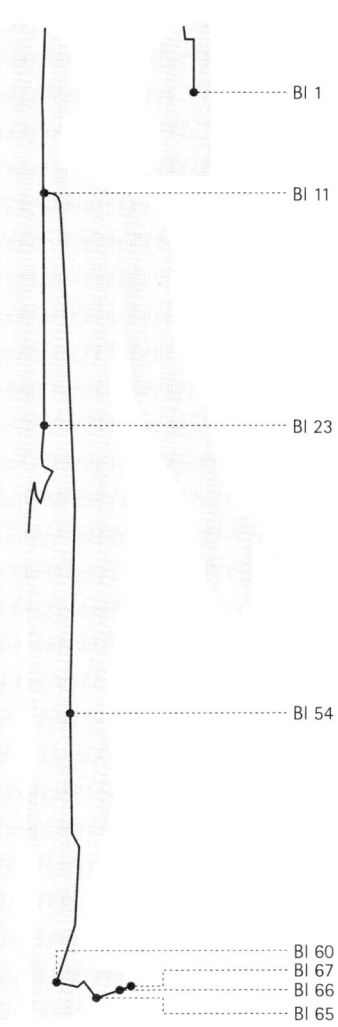

Bl 1

Bl 11

Bl 23

Bl 54

Bl 60
Bl 67
Bl 66
Bl 65

65

Bl 14: Beklemmung in der Brust, Husten, Zahnschmerzen; Zustimmungspunkt zum Kreislaufmeridian

Bl 15: Husten, Herzschmerzen, Nervosität, Schlaflosigkeit; Zustimmungspunkt zum Herzmeridian

Bl 16: Erkältungen mit Fieber, Schluckauf, »Kollern« in den Eingeweiden; Zustimmungspunkt zum Konzeptionsgefäß

Bl 17: Magenbeschwerden, Aufstoßen, Zwerchfellkrampf und Erbrechen, Leibschmerzen, Koliken, Husten, Schluckauf; Zustimmungspunkt zum Zwerchfell

Bl 18: Gallenbeschwerden, Magen-Darm-Störung, Leberstörung; Zustimmungspunkt des Lebermeridians

Bl 19: trockenem Mund, Übelkeit, Kopfschmerz, Neuralgien im Steißbein, Gallenschmerzen; Zustimmungspunkt des Gallenblasenmeridians

Bl 20: Beschwerden im Mittelbauch, Schlafsucht; Zustimmungspunkt des Milz-Pankreas-Meridians

Bl 21: Druckgefühl in der Brust, Magenschmerzen; Zustimmungspunkt des Magenmeridians

Bl 22: Verdauungsstörungen, Kopfschmerz, Schulterverspannungen; Zustimmungspunkt des Dreifacherwärmers

Bl 23: Schwerhörigkeit, Kurzatmigkeit, Sehstörungen; Zustimmungspunkt des Nierenmeridians

Bl 24: Schmerzen in der Lendengegend; heißt auch »Meer der Energie«, kräftigt die Knie

Bl 25: Blähungen, erschwerter Ausscheidung, kolikartigen Schmerzen im Bauch; Zustimmungspunkt des Dickdarmmeridians

Bl 26: Bettnässen, Schmerzen in den Lenden

Bl 27: unstillbarem Durst, kolikartigen Bauchschmerzen, Kopfschmerzen, Müdigkeit; Zustimmungspunkt des Dünndarmmeridians

Bl 28: Schmerzen im Blasenbereich, Bettnässen, Wadenkrämpfen, Rückensteifigkeit; Zustimmungspunkt des Blasenmeridians

Bl 35: Menstruationsschmerzen, Rückenbeschwerden, Hexen-schuß, ausstrahlenden Schmerzen in die Beine

Bl 36: Schmerzen in den Lenden und im Rücken, Schmerzen im Unterleib, Kältegefühl im Becken, erschwertem Wasserlassen, Schweregefühl der Beine, Hämorrhoiden

Bl 40: Verrenkungen, Lumbalgien, Schwellungen der Lenden und der Beine, Leibschmerzen, Bettnässen, Kniebeschwerden

Bl 60: Schmerzen in den Füßen, Knöcheln und Fersen, Schwellungen der Knie, Wadenkrämpfen, erschwertem Wasserlassen, Kopfschmerzen und Steifheit im Nacken, Verkrampfung im Rückenbereich

Bl 62: Kopfschmerz, Schwindel, Schmerzen in den Beinen, Unterschenkelschmerzen, Einknicken der Fußgelenke, Schmerzen im Unterleib während der Menstruation

Nierenmeridian

(dem Nierenmeridian werden 27 Punkte zugeordnet)

Die Behandlung dieser Punkte erfolgt vor allem bei:

Ni 1: Drehschwindel, Nasenbluten, Nervosität, Wadenkrämpfen, Schwellung des Halses, Fieber, Schwere der Zunge, Sprachverlust, Schmerzen in den Fingern, plötzlicher Ohnmacht, Müdigkeit, Hitzschlag, Schock, Asthma; auch zur Stärkung der Nieren

Ni 2: Unterleibssenkung, Nervosität, Unruhe, Schmerzen in der Leibesmitte, Schwellung von Körper und Extremitäten, Halsschwellung, Knieschmerzen, Krämpfen bei Kindern

Ni 3: Unfruchtbarkeit, Schmerzen in den Lenden, Druckgefühl in der Leibesmitte und in den Flanken, erschwertem Wasserlassen, spärlichem und dunklem Urin, Bettnässen, Appetitlosigkeit, Abmagerung, Rückenschmerzen, Schwere der Beine, Husten und Asthma

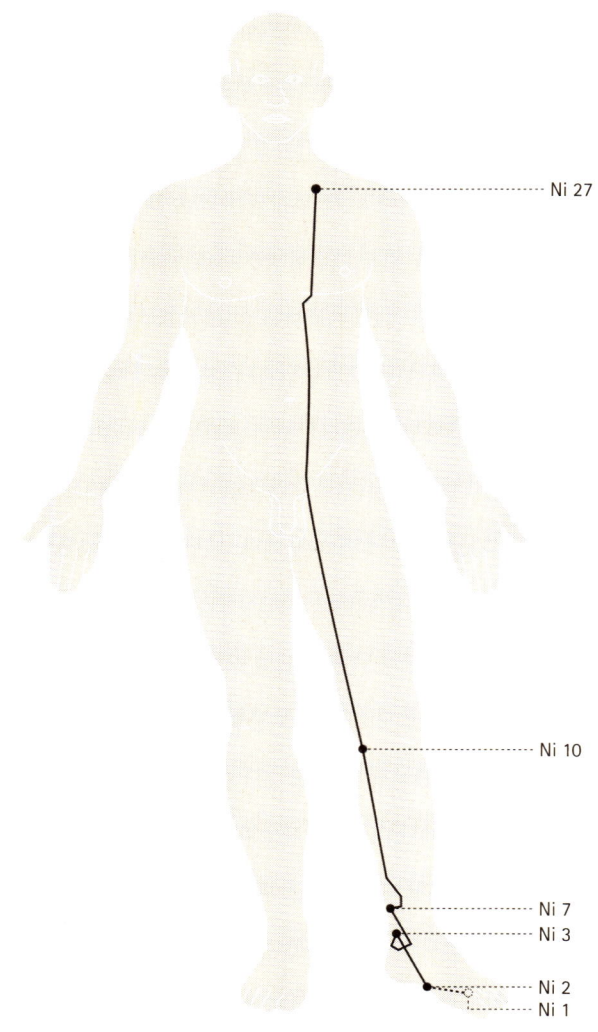

Ni 27

Ni 10

Ni 7

Ni 3

Ni 2

Ni 1

Ni 4: Schmerzen und Spannungsgefühl in der Körpermitte, Atemnot, Übelkeit mit Brechreiz, Schluckbeschwerden, Beklemmung bei der Atmung, Ängstlichkeit, trockenem Mund

Ni 5: Sehstörungen, Schmerz und Druck in der Leibesmitte, Kurzsichtigkeit

Ni 6: Schlaflosigkeit, Gliederschwere, Verzagtheit bis Teilnahmslosigkeit, niedergeschlagener Stimmung, trockenem Hals, Urinverminderung, Menstruationsstörungen, Gehstörungen, Nervenschwäche, Halsschmerzen, Schlaflosigkeit

Ni 7: Nachtschweiß, Fieber mit Schweißlosigkeit, Schwäche der Füße, kalten Kniegelenken, »Trommelbauch«, Neigung zur Wassersucht, Hämorrhoiden, Zahnschmerzen, Durchfall oder Verstopfung

Ni 8: unregelmäßigem Wasserlassen, Bettnässen, Verstopfung mit vergeblichem Stuhldrang, Unterleibsbeschwerden, Lumbalbeschwerden (unterer Rückenbereich), Schmerzen an der Innenseite der Unterschenkel

Ni 9: zur Entgiftung bei Tierbissen und nach Verzehr verdorbener Nahrungsmittel

Ni 10: blockiertem Harnlassen, Schmerz und Stauungsgefühl im Unterleib, Völlegefühl, Kniegelenkschmerzen mit Steifigkeit

Ni 12: Unterleibsschmerzen, allgemeiner Erschöpfung

Ni 15: Verstopfung mit hartem, trockenem Stuhlgang, Beklemmung der Atmung, Menstruationsstörungen, psychischer und physischer Schwäche, erschwertem Wasserlassen, Rückenschmerzen, Rötung der Augen

Ni 26: Appetitlosigkeit, Heiserkeit, Bronchitis und Asthma, Spannung im Brustbereich; gilt als »Sängerpunkt« zusammen mit Ni 1

Ni 27: Husten, Spannung und Auftreiben des Bauches, Schmerzen in der Brust, Keuchatmung

Kreislaufmeridian (Perikard)
(dem Kreislaufmeridian werden 9 Punkte zugeordnet)

Die Behandlung dieser Punkte erfolgt vor allem bei:

Ks 1: Beklemmungsgefühl in der Brust mit Husten und viel Schleim, Stauung und Schwellung der Achselhöhle, Kopfschmerzen, Gliederschmerzen, Wechselfieber zwischen Frieren und Schwitzen, Traurigkeit, Furcht

Ks 3: Schmerzen im Ellenbogen und im Arm, trockenem Mund, Durst, Schlaflosigkeit, Unruhe, zitternden Händen, Herzklopfen

Ks 4: Schreckhaftigkeit, Angst vor Menschenansammlungen, Stechen im Brustraum, Nasenbluten, rheumatischen Beschwerden

Ks 5: heißen Handflächen, Krämpfen im Ellenbogenbereich, Speichelfluß und Sprachverlust, Schmerzen und Spannungsgefühl im Hals, Reizbarkeit bis zur Hysterie, Wechselfieber, Übelkeit, erhöhtem Blutdruck

Ks 6: Psychischen Störungen, Schluckauf mit Erbrechen, Übelkeit mit Bauchschmerzen, Durchfall, Ellenbogenschmerzen, Nackensteife, heißen Handinnenflächen; wirkt ausgleichend auf die Mitte

Ks 7: unkontrollierten Lachanfällen, Furcht und Angst, Bewußtseinsstörungen, geröteten Augen, Atembeklemmungen, Schulterverspannung, Ellenbogenschmerzen, Ekzemen: am Armbereich, Magenerkrankungen

Ks 8: Fieber mit Durst, Appetitlosigkeit mit Mundgeruch, Nasenbluten, entzündetem Zahnfleisch, Gefühlserregungen, Jähzorn, zitternden Händen, Schmerzen der Brust, Beklemmungsgefühl und Druckgefühl, Seitenschmerzen, die das Umdrehen im Bett erschweren

Ks 9: akuten Schock- und Notfällen, Kreislaufkollaps, Ohn-

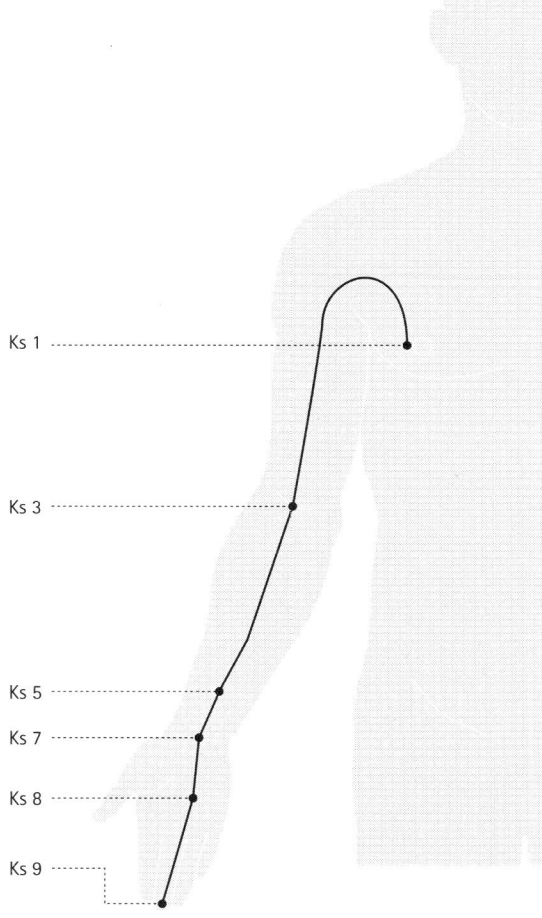

Ks 1

Ks 3

Ks 5

Ks 7

Ks 8

Ks 9

macht, nächtlichen Schreianfällen von Kleinkindern, Ohrgeräuschen, heißer Körperoberfläche

Dreifacherwärmer
(dem Dreifacherwärmer werden 23 Punkte zugeordnet)

Die Behandlung dieser Punkte erfolgt vor allem bei:

3E 1: trockener Zunge, Zungenschmerzen, Kopfschmerz, Augenrötung, Halsentzündung, Ohrensausen, Fieber ohne Schweiß, Beklemmungsgefühl in der Leibesmitte, Schmerzen und Steifheit im Oberarm und im Ellenbogengelenk

3E 2: Halsschmerzen, Schmerzen am Zahnfleisch und im Kiefer, geröteten und tränenden Augen, Wechsel von Frösteln und Hitzewallung, Ohrensausen, Steifheit der Hände

3E 3: Kopfschmerzen mit Gleichgewichtsstörung, Ohrgeräuschen, Schwerhörigkeit, Schleier vor den Augen, Schwellungen an der Halsaußenseite, Nackenverspannungen, plötzlicher Ohnmacht, allgemeiner Schwäche und Depression, steifen Fingern; regt Kreislauf an

3E 4: Beklemmungsgefühl, geröteten und geschwollenen Augen, Atemnot, Trockenheit des Mundes, Schmerzhaftigkeit im Arm und in der Schulter, Schmerz und Kraftlosigkeit in den Handgelenken, starkem Durst, Schwangerschaftserbrechen

3E 5: Nacken- und Schulterschmerzen, Kopfschmerz, Ohrgeräuschen, Taubheit, Schwere der Gesichtsmuskulatur (halbseitig), Kraftlosigkeit der Finger, Bettnässen, grippalen Erkrankungen, Bauchschmerzen, »Wackeln« des Kopfes; wirkt beruhigend auf die Galle

3E 8: Frieren im Wechsel mit Hitzewallungen, Müdigkeit bis Schlafsucht, Stimmverlust, Ohrgeräuschen, Bewegungseinschränkung und Schmerzen im Arm, Zahnschmerzen

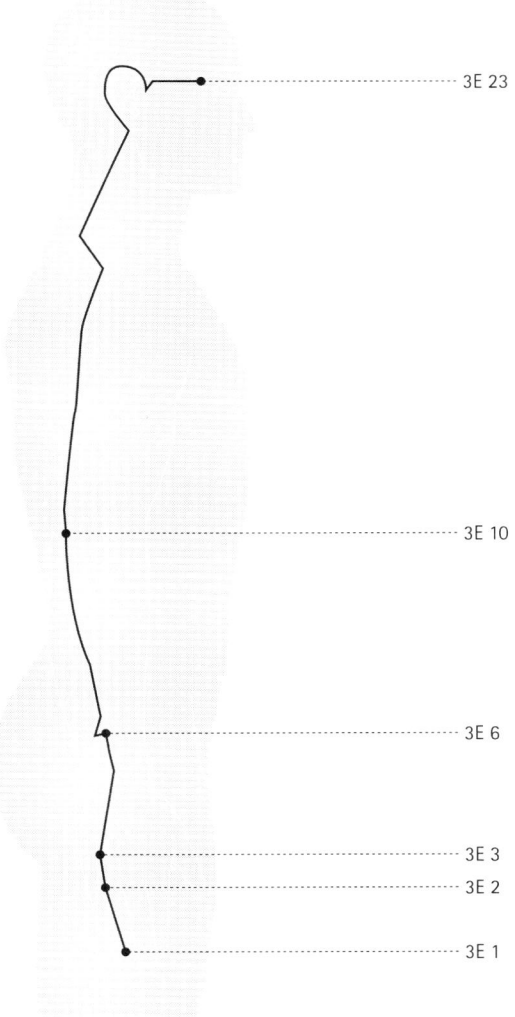

3E 23

3E 10

3E 6

3E 3

3E 2

3E 1

3E 9: Muskelkrämpfen des Halses und der Zunge, Stimmverlust, Schwerhörigkeit bis Taubheit

3E 10: Kopfschmerzen, Steifigkeit, Schreckhaftigkeit und Zuckungen, anhaltenden Schmerzen und Steifigkeit in der Lendenregion, Schmerzhaftigkeit des Halses mit Muskelverspannungen, Ekzemen, Atemnot, depressiver Stimmung, Kraftlosigkeit der Finger und des Ellenbogens

3E 14: Schulter- und Arm-Syndrom, Kraftlosigkeit mit Lähmungsgefühl

3E 15: Schulter- und Arm-Syndrom, Brustbeklemmung

3E 16: plötzlicher Sehschwäche, plötzlichem Gehörsturz, Nasenbluten mit Geruchsverlust, Atembeklemmung, Schmerzen in den Augen

3E 17: Mittelohr- und Augenentzündung, Schwellung und Rötung des äußeren Ohres, Schmerzhaftigkeit des Ohres, Verzerrung der Augen- und Mundumgebung, Halsschwellungen, Schwindel, neuralgischen Beschwerden des Trigeminusnerves

3E 21: Schwellungen im und am Ohr, Entzündungen des Zahnfleisches, Entzündung des Kiefergelenks, Eiterungen am Ohr

3E 23: Kopfschmerzen mit Drehschwindel, Ohrensausen, Schwerhörigkeit, geschwächter Sehkraft, roten Augen, Zahnschmerzen, Zuckungen der Gesichtsmuskulatur, Erkrankungen des Kiefergelenks

Gallenblasenmeridian

(dem Gallenblasenmeridian werden 44 Punkte zugeordnet)

Die Behandlung dieser Punkte erfolgt vor allem bei:

Gb 1: Augenentzündungen, Schleier vor den Augen, Nachtblindheit, Kopfschmerzen

Gb 2: Parodontose, Krämpfen, Tinnitus mit Schwerhörigkeit

Gb 4: halbseitigem Kopfschmerz, Tinnitus, Schmerzen in der Hand und im Handgelenk, Zahnschmerzen, Zuckungen, häufigem Niesen

Gb 14: Kopfschmerzen (allgemein) und Stirnkopfschmerz, Gesichtslähmung, Neuralgien, Nachtblindheit, Übelkeit und Brechreiz, Schüttelfrost mit innerem Frieren

Gb 20: allen Erkrankungen durch Zugluft und Wind (auch durch Klimaanlage), Kopfneuralgien, Nackensteifigkeit, Hinterhauptkopfschmerz, Erkältungen, Schwindel, hohem Blutdruck, Schwerhörigkeit, Schmerzen in den Lenden und im Rücken

Gb 21: Schulterschmerz, Nackensteifigkeit, Schmerzen im oberen Rücken und in den Armen, Lymphschwellungen im Brustbereich

Gb 30: Kreuzschmerzen, Ischias, Nervenschmerzen in den Beinen, rheumatischen Beschwerden in der Hüfte, Schwellungen der Extremitäten

Gb 34: bitterem Mundgeschmack, Gelenk- und Muskelerkrankungen, Gallenkolik, geschwollener und aufgedunsener Zunge, Druckgefühl in der Brust, Schmerzen und Schwellungen im Kniegelenk, Schmerzen im Schultergelenk

Gb 36: Verspannungen und Schmerzhaftigkeit der Nackenmuskulatur, Brustschmerzen; neutralisiert Gifte zusammen mit Ni 9

Gb 41: Ängstlichkeit, Depressionen, Schwindel, Schwellung

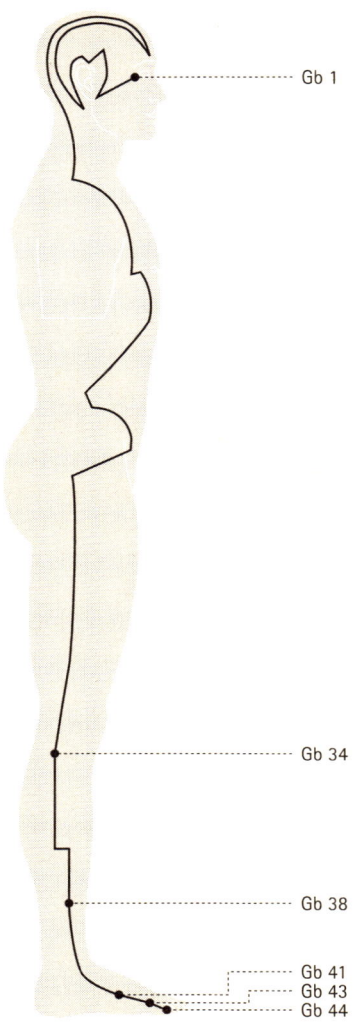

Gb 1

Gb 34

Gb 38

Gb 41
Gb 43
Gb 44

der Brust und der Achselhöhlen, wandernden Kopfschmerzen, Zahnschmerz, Augenrötungen, Bindehautentzündung

Gb 44: Spannung und Schmerz in den Flanken, Atembeklemmung mit heißen Händen und heißen Füßen, Schluckbeschwerden, trockenem Mund, Steifigkeit der Zunge, Nervosität, Wadenkrämpfen, Kniegelenk- und Ellenbogenschmerz, Schwindel, Alpträumen

Lebermeridian
(dem Lebermeridian werden 14 Punkte zugeordnet)

Die Behandlung dieser Punkte erfolgt vor allem bei:

Le 1: überstarken Menstruationsblutungen, Harnverhalten, Bettnässen bei Erwachsenen und Kindern mit Spannungsgefühl und Schmerzen des Bauches und der Nabelgegend, Ohnmacht, Krampfanfällen, Sehstörungen und Schwindel

Le 2: sehr starken Menstruationsblutungen, Bluthochdruck, Schlaflosigkeit, Bindehautentzündung, Kopfschmerz, Halsschmerz, tränenden Augen, Schwellung und Schmerzen in den Lenden und dem Knie, trockenem, schmerzhaftem Hals, Schlafstörungen

Le 3: allgemeiner Schwäche und Müdigkeit, Reizbarkeit, Angstgefühlen, fahler Gesichtsfarbe, Kopfschmerzen, Durchfall oder Verstopfung, starkem Durst, Übelkeit mit Brechreiz, Knieschmerzen, Schwellung des Halses, Schlaflosigkeit, Neigung zu Krämpfen, Leber- und Gallenerkrankungen, Bluthochdruck, Augenerkrankungen

Le 4: grünlicher Gesichtsfarbe, Schüttelfrost, Entzündungen und Schmerzen im unteren Bauchraum, Lendenschmerzen, Harnverhalten, kalten Füßen, Knöchelschmerzen, Appetitlosigkeit, Kraftlosigkeit aller Glieder

Le 5: Ängstlichkeit, gedrückter Stimmung, »klumpigem« Ge-

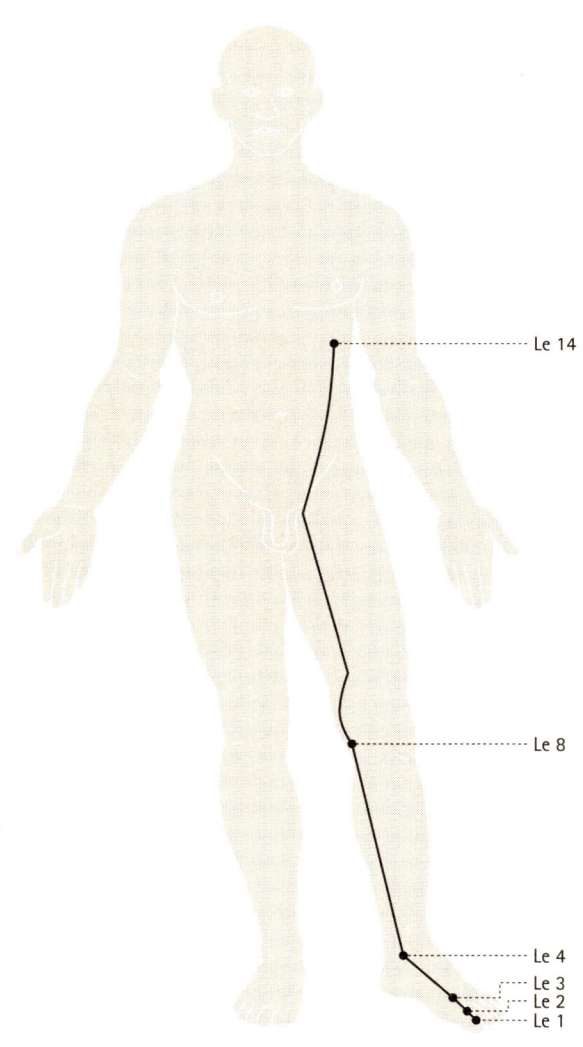

Le 14

Le 8

Le 4
Le 3
Le 2
Le 1

fühl unter dem Bauchnabel, Kältegefühl und Schmerzen der Unterschenkel und der Füße, Steifheit der Extremitäten, Spannung und Völlegefühl im Bauch

Le 7: wandernden Schmerzen im Körper, Bewegungsunfähigkeit und Schmerzen im Knie, Halsschmerzen

Le 9: Knieschmerzen, Schmerzen im Innenbein bis zur Leiste, krampfartigen Anfällen bis zur Raserei, Harnverhalten, Menstruationsstörungen

Le 12: bohrenden, stechenden Schmerzen im Unterbauch; gilt als allgemeiner Schmerzpunkt

Le 14: Brustschmerzen, Völlegefühl und Blähungen, Gallenstau, Übelkeit, Unruhe, Schwindel, Schlafstörungen, saurem Aufstoßen

Es gibt zwei weitere Energiebahnen, nämlich das »Konzeptionsgefäß« (Yin-Meridian, *Ren Mai*) und das »Gouverneurgefäß« (Yang-Meridian, *Du Mai*). Diese Sondermeridiane liegen genau in der Mitte des Körpers, auf der Vorderseite beziehungsweise auf der Rückseite. Sie gelten als »Querverbindungen« zu den anderen Leitbahnen; sie versorgen Kopf, Rumpf und Rücken und Unterleib mit der »Energie der Vorfahren«. Das entspricht der chinesischen Auffassung, daß jeder Mensch in sich einen Teil der Kraft und des Bewußtseins seiner Eltern, Großeltern und anderen Vorfahren trägt.

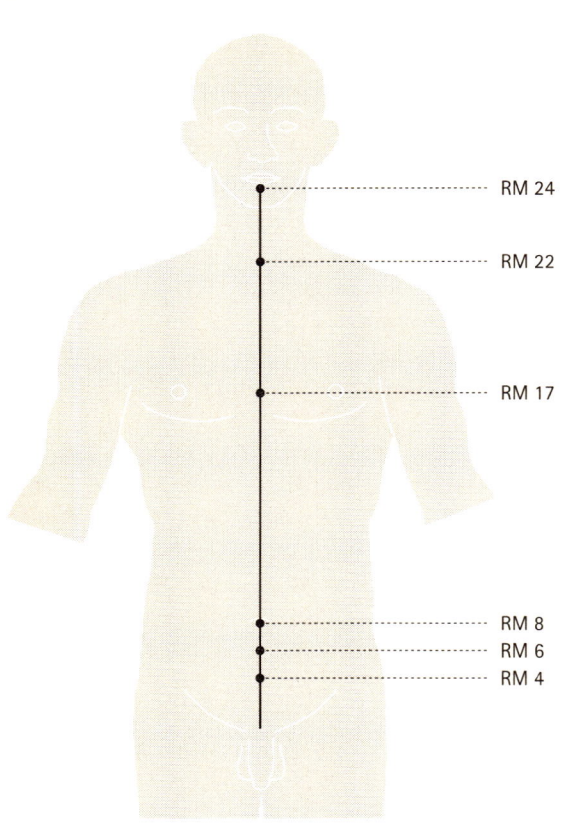

RM 24

RM 22

RM 17

RM 8
RM 6
RM 4

Ren Mai (RM) oder Konzeptionsgefäß
(dem Konzeptionsgefäß werden 24 Punkte zugeordnet)

Die Behandlung dieser Punkte erfolgt vor allem bei:

RM 1: Bettnässen, Hämorrhoiden

RM 2: allgemeiner Schwäche, kalten Gliedmaßen, Bettnässen

RM 3: Menstruationsstörungen, Schwellungen und Schmerzen im Unterleib, Harnträufeln, blockiertem Harnlassen durch Kälteeinwirkung, Schwindel, Unruhe durch Bettnässen

RM 4: Schmerzen im Unterleib, Kältegefühl, Bettnässen, verminderter Urinausscheidung, Schreckhaftigkeit, Hitze im Kopf

RM 6: Erschöpfungszuständen, Antriebslosigkeit, Nervosität mit Unruhe, Krämpfen, Schwindel; stärkt das Yin

RM 8: (Bauchnabel) bei Durchfall, »Kollern« in den Eingeweiden (nur moxen!)

RM 9: Übelkeit und Brechreiz; reguliert den Wasserhaushalt, regt die Ausscheidung an

RM 10: Spannungsgefühl im Unterleib, Appetitlosigkeit, »klumpigem« Gefühl im Bauch

RM 12: bei allen Magen- und Darmerkrankungen, Schreckhaftigkeit, Angstzuständen

RM 13: Schmerzen im Mittel- und Unterbauch, Übelkeit, Brechdurchfällen, Schmerzen und Krämpfen im Unterbauch, Schlaflosigkeit, Appetitverlust

RM 17: Atemnot, Husten, Völlegefühl in der Brust

RM 18: Husten und Asthma

RM 22: Hustenanfällen und Schluckauf, Heiserkeit und rauher Stimme

RM 24: Zahnschmerz, Zahnfleischschwellung, Stimmverlust

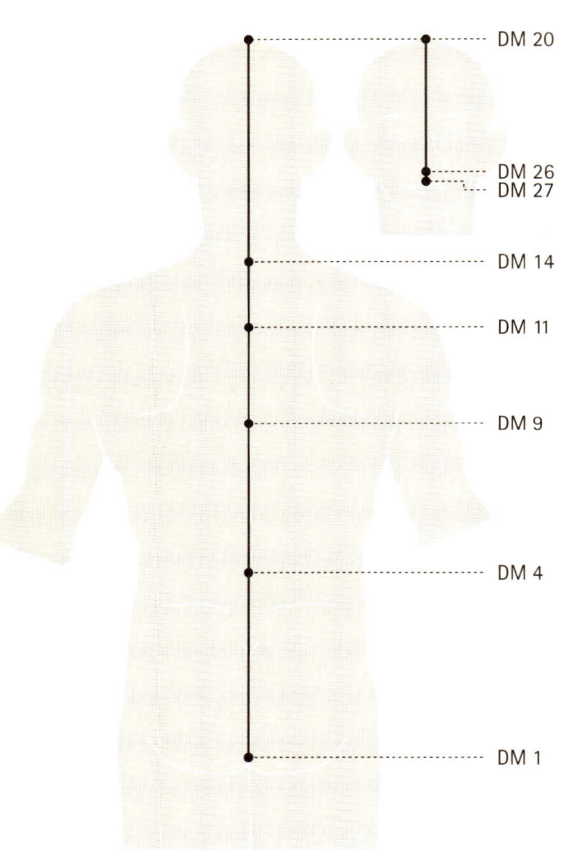

DM 20

DM 26
DM 27

DM 14

DM 11

DM 9

DM 4

DM 1

Du Mai (DM) oder Gouverneurgefäß
(dem Gouverneurgefäß werden 28 Punkte zugeordnet)

Die Behandlung dieser Punkte erfolgt vor allem bei:
DM 1: Furchtsamkeit, Schmerzen am Steißbein, Verstopfung; gilt als Sexualpunkt
DM 2: Ischias, Hämorrhoiden, Schmerzen in den unteren Extremitäten
DM 3: Gefühllosigkeit der Beine, Steißbeinschmerzen, Rückenschmerzen
DM 4: allgemeiner seelischer und körperlicher Erschöpfung mit kalten Armen und Beinen; psychischer Punkt mit Konzeptionsgefäß 6, regt die Niere an, heißt auch »Tor des Lebens«
DM 6: Spannung und Völlegefühl in der Leibesmitte, Appetitverlust, Krampfanfällen
DM 8: Schmerzhaftigkeit am Rücken, Krampfanfällen, Tobsucht
DM 9: Entwicklungsstörungen (körperlichen und seelischen), auch bei Kindern, Schmerzen in der Magenregion
DM 14: allen Yang-Erkrankungen mit Fieber, besonders fieberhaften Infekten (zusammen mit Di 4, Di 11)
DM 15: Sprachstörungen, Erschöpfung und Kraftlosigkeit, kalten Extremitäten, Rückenverspannungen, Hitzschlag
DM 16: Erkältungskrankheiten, Schüttelfrost mit Schweiß, Nasenbluten, leitet »Wind« aus
DM 20: Migräne, Kopfschmerzen, Hämorrhoiden; hat starke Wirkung auf den Unterleib, hebt das gesamte Qi
DM 26: Kollapsneigung, Ohnmachtsanfällen, Hitzschlag, Seekrankheit, Neigung zu Krämpfen

Die Organentsprechungen der Meridiane

Wie wir gesehen haben, fließt in den Meridianen Energie, die unseren Körper erhält. Die Meridiane verlaufen entlang des Körpers von unten nach oben und von oben nach unten und sind mit weiteren Querverbindungen untereinander gekoppelt. Zusätzlich zu den zwölf Hauptmeridianen kennt die Traditionelle Chinesische Medizin noch die *Wundergefäße (Ren Mai und Du Mai)*, weitere *Sondermeridiane* und *Nebengefäße*. Auf die Sondermeridiane und die Nebengefäße gehen wir in diesem Buch aufgrund ihrer Komplexität nicht weiter ein.

Bei den Verlaufsbahnen der Meridiane ist zu beachten, daß bei insgesamt sechs Meridianen mehr Yang-Energie und bei den anderen sechs Meridianen mehr Yin-Energie fließt. Jeder Meridian hat eine Maximalzeit von zwei Stunden, in denen der größte Energiefluß in ihm stattfindet. In der Folge des Umlaufes im Uhrzeigersinn wechseln sich immer zwei Yin-Meridiane mit zwei folgenden Yang-Meridianen ab. Die angegebene Zeit ist für eine therapeutische Behandlung, vor allem auch für die Einnahme von Medikamenten, von Bedeutung!

Die Meridiane insgesamt fließen über den Rumpf und zudem über die Extremitäten. Kopf und Füße werden mit Yang-Meridianen verbunden, die Yin-Meridiane verbinden die unteren Extremitäten mit dem Brustkorb und den oberen Extremitäten. Nachfolgend sehen Sie eine Zusammenfassung über die seelischen, geistigen und körperlichen Entsprechungen der Meridiane.

Die Informationen hier finden Sie – aus einem anderen Blickwinkel betrachtet – auch im neunten Kapitel über die Organuhr.

Im Sinne eines praxisnahen Handbuchs haben wir eine gewisse Überschneidung in Kauf genommen, um es dem Leser leichter zu machen, Zugang zu den sehr zahlreichen und detaillierten Informationen der TCM zu finden.

Lungenmeridian (Yin-Meridian): 03.00–05.00 Uhr

Allgemein: Atmung und Austausch mit unserer Umgebung auf allen Ebenen, steht für die Kontaktaufnahme zur Umwelt und für die Persönlichkeitsentwicklung; in dieser Zeit ist eine Häufung von Sterbefällen und Geburten beobachtet worden.

Seelisch-geistig: Persönlichkeitskraft, Entfaltung, Kontaktfähigkeit, Minderwertigkeitsgefühle, Unsicherheit, Hochnäsigkeit, Arroganz, Energieeinsatz; verbindet uns mit dem Himmel, dem Seelisch-Geistigen, innere Leere, ist immer unzufrieden, fühlt sich von der Umwelt abgeschnitten.

Körperlich: Ekzem, Schleimhaut, Atemwege, Bronchitis, Asthma, Schnarchen, Flachatmung, Heiserkeit, Haltungsschäden, Neurodermitis, Nebenhöhlenbeschwerden, Haarausfall, allgemeine Lethargie; man ist ständig unzufrieden, innere Leere, man fühlt sich von der Umwelt abgeschnitten, Depression bis Tendenz zum Selbstmord, Minimum der Körpertemperatur, Tiefpunkt der Atemfrequenz, Zunahme des Geräuschpegels.

Positive Empfehlungen zur seelisch-geistigen Stärkung der Lungen-Energie: Das Thema heißt Demut. Entwickeln Sie mehr Toleranz und Offenheit. Pflegen Sie einen vorurteilslosen Austausch mit den Mitmenschen. Aktive Hingabe und Freude am Leben sind gefragt. Nach innen gerichtete Kräfte sollten nach außen gerichtet und ausgedrückt werden. Fahren Sie zum Beispiel ins Gebirge!

Affirmation: »Ich bin dankbar für das Leben. Ich atme tief und frei ein und aus.«

Partner-Meridian ist der Dickdarm, ein Yang-Meridian.

Dickdarmmeridian (Yang-Meridian): 05.00–07.00 Uhr

Allgemein: steht für die Abgrenzung, Reinigung und Selbsterneuerung auf allen Ebenen. Menschen, die sehr vom Dickdarm her bestimmt werden, haften stark am Materiellen, dadurch sind sie sehr erdverbunden, haben ein starkes Sicherheitsbedürfnis mit gewissen Formen der Abgrenzung und eine sehr starke Ruhebedürftigkeit; diese Menschen sind sehr realitätsverbunden.

Seelisch-geistig: Schuldgefühle, die sich in Form von Druck auf andere äußern können; unfähig, sich zu ändern und sich den neuen Lebensumständen anzupassen.

Körperlich: Erste Nahrungsaufnahme und Erwachen, Ausscheidung, Zunahme des Leberfettes, Abnahme des Glykogengehaltes der Leber, überwiegend eine positive Ionisation und Leitfähigkeit der Atmosphäre, Maximum des Melatoninhormons in der Hypophyse und im Blut, Obstipation (Verstopfung), Diarrhoe (Durchfall), Schleimhautentzündungen des Darmes, Blinddarmreizungen, Hautstörungen, Akne oder Pickel, Hauterkrankungen allgemein, Kopfschmerzen, Arthritis, Gicht, Störungen der Darmflora mit Blähungen, Darmpilz.

Positive Empfehlungen zur seelisch-geistigen Stärkung der Dickdarm-Energie: Themen sind Loslassen und Schutz sowie Sinn für die Wirklichkeit. Lernen Sie, sich von dem zu lösen, was Sie nicht mehr brauchen. In bezug auf andere sollten Sie darauf achten, keinen Druck auf sie auszuüben.

Affirmation: »Ich löse mich von allem, was für mein Leben nicht nötig ist.«

Partner-Meridian ist der Lungenmeridian, ein Yin-Meridian.

Magenmeridian (Yang-Meridian): 07.00–09.00 Uhr

Allgemein: steht für Öffnung, Interesse, die beste Zeit für das Frühstück, unstillbarer Hunger auf allen Ebenen (Nahrungsmittel, Ideen, Gedanken, Sinneseindrücke und Information).

Seelisch-geistig: gesteigerte Bewußtheit, Extroversion, Informationsaufnahme, Erwartungen, Hoffnungen, Streßsituationen, Nervenüberreizungen, Zerstreuung, Gier; analog zur Nahrungsaufnahme ist hier die Aufnahme von Informationen sehr wichtig; schlechtes Erinnerungsvermögen, langsames Denken, lernt nicht aus den Erfahrungen, energielos, einsam, verzweifelt.

Körperlich: wichtig für die Aufnahme der Nahrung; Verdauungsstörungen, Unruhe, Übelkeit, Aufstoßen, Hypermotorik, Zucken, Nervenentzündungen, Erbrechen, Gewichtsproblematik, Stirnkopfschmerz, Anstieg des Cholesterin, stärkste Leitfähigkeit der Atmosphäre, Zunahme des Blutzuckers, Zunahme der Gallenabsonderung, Erneuerung des Blutbildes, Tätigkeits- und Bewegungsdrang.

Positive Empfehlungen zur seelisch-geistigen Stärkung der Magen-Energie: Hier geht es um Hektik und Erwartungen, die nicht erfüllt werden. Nehmen Sie sich Zeit, kommen Sie Ihren eigenen unbewußten (Sehn-)Süchten auf die Spur, nehmen Sie gelassen und ruhig das an, was das Leben bringt. Gehen Sie Schritt für Schritt durchs Leben, überspringen Sie nichts. Das wird Ihnen große Kraft schenken.

Affirmation: »Ich wähle bewußt aus, was ich dann bewußt aufnehme.«

Partner-Meridian ist der Milz-Pankreas-Meridian, ein Yin-Meridian.

Milz-Pankreas-Meridian (Yin-Meridian): 09.00–11.00 Uhr

Allgemein: Versorgung, gefühlsmäßiges Mitschwingen, Übertragung im Sinne von Information, verbindet alle Leitbahnen miteinander und ist für die Transportvorgänge verantwortlich.

Seelisch-geistig: gefühlvolles Mitschwingen, Umsorgen, sich Sorgen machen, Gefühlswärme, zwanghafte Verhaltensweisen bei Überfunktion, fixe Ideen, Sammelleidenschaft, Gefühle verbunden mit dem Sonnengeflecht, gibt dem Nervensystem die Möglichkeit, gefühlvoll mitzuschwingen; gesteigerte Konzentrationsfähigkeit und Aufnahmefähigkeit, präsent sein, im Augenblick leben können; geistige Überanstrengung – zu lange am Computer oder vor dem Fernseher sitzen – schädigt das Qi dieses Meridians; zuviel Grübeln, Gedanken drehen sich im Kreis, typisch für Intellektuelle; neigt zu Alpträumen.

Körperlich: Seelische Stauungen können zu lymphatischen Stauungen führen, besonders an den Halslymphknoten; Verdauungsprobleme, Schwäche des Bindegewebes, Zwischenblutungen, Blutzuckererkrankungen, Unterschenkelgeschwüre, Zahnfleischentzündungen, großes Verlangen nach Süßigkeiten, Embolien bis Thrombosen, alle Verhärtungen im Körper, alle Senkungen im Unterleib (Nieren-, Blasen- oder Gebärmuttersenkung), Maximalzeit der Körpertemperatur, hormonale Schwankungen, Kreislauferkrankungen; Menschen, deren Milzmeridian blockiert ist, möchten sich nicht bewegen, sie wirken leblos.

Positive Empfehlungen zur seelisch-geistigen Stärkung der Milz-Pankreas-Energie: Hier geht es um eine Überfülle von Gefühlen. Finden Sie Ihre eigene, innerste Mitte. Erden Sie sich, finden Sie Kontakt mit dem, was sichtbar und greifbar ist. Singen Sie!

Affirmation: »Ich lebe ganz im Hier und Jetzt!«

Partner-Meridian ist der Magenmeridian, ein Yang-Meridian.

Herzmeridian (Yin-Meridian): 11.00–13.00 Uhr

Allgemein: Sitz der Persönlichkeit mit Wünschen und Wollen, Ausrichtung, Kraft, verantwortlich für zentrale Organisation, innerstes Zentrum, welches alle Leitbahnen miteinander verbindet.

Seelisch-geistig: Kontaktfreudigkeit, Ausrichtung nach außen, Menschlichkeit, Liebe, Ich-Bewußtheit, Anteilnahme, Liebesfähigkeit, Großzügigkeit; bei Störungen Halbherzigkeit, Herzlosigkeit, Gutmütigkeit aus Schwäche heraus; der Herzmeridian gibt uns die Möglichkeit, kraftvoll die göttliche Liebe aus dem Universum zu schöpfen; unser Rhythmus im Einklang mit dem höheren Selbst; hier stellt sich die Frage: sind Wollen und Sollen im Einklang, spricht Ihr seelisches Herz im Einklang mit Ihrem organischen Herzen? Isolation, Oberflächlichkeit, Wahnsinn.

Körperlich: Herzbeschwerden, Herzschmerzen, Herzrhythmusstörungen, Schlaflosigkeit, Sprachstörungen, Stottern, Müdigkeit, ungenügende Ausrichtung der Außenwelt (Persönlichkeitsstörung), Orientierungsverlust, Panik auf allen Ebenen, Isolation.

Positive Empfehlungen zur seelisch-geistigen Stärkung der Herz-Energie: Themen sind Selbstliebe und Nächstenliebe. Dazu gehören Selbstbewußtsein und Ausdruckskraft, vielleicht sogar Charisma. Beginnen Sie, wirklich selbstlos zu denken und zu handeln. Erkennen Sie, daß wir Teil einer großen Schöpferkraft sind, die durch uns auch zu allen anderen Geschöpfen fließen möchte.

Affirmation: »Ich öffne mich für Liebe in allen meinen Gedanken, Worten und Taten.«

Partner-Meridian ist der Dünndarmmeridian, ein Yang-Meridian.

Dünndarmmeridian (Yang-Meridian): 13.00–15.00 Uhr

Allgemein: Arbeit, Verarbeitungsfunktion auf der inneren Ebene, die Fähigkeit, Arbeit zu leisten und auch widerzuspiegeln, steht für Äußerungsfähigkeit beziehungsweise äußeren Ausdruck, eng verbunden mit Willen des Herzens, möchte diese Wünsche aber konkretisieren und diese Wünsche nach außen bringen.

Seelisch-geistig: Aktivität, Verarbeitungsfähigkeit, optimale Nutzung der aktuellen Situation, verantwortlich für geistige Unterscheidung und Trennung sowie für kritische Entscheidungen, aber auch Kritiksucht, Wortreichtum, Geschwätzigkeit, Schweigen, falsche Freunde und Lebensgewohnheiten, Unklarheiten.

Körperlich: konkrete Mitteilungen durch Mimik, Gebärden und Stimme, Kehlkopf; bei Störungen verantwortlich für »Trennung« im Körper wie Durchfall und Blähungen; übermäßig gesteigerter Appetit, Mittagsmüdigkeit, Konzentrationsmangel, Fehlleistungen, Minimum des Leberfettes und des Leberblutes, Maximum der Gallenbildung und der Gallensekretion, Arthritis, Ekzeme, Resorptionsstörungen.

Positive Empfehlungen zur seelisch-geistigen Stärkung der Dünndarm-Energie: Themen sind zu bewerten, aufzuschließen, zu trennen und zur Verarbeitung an den richtigen Ort weiterzuleiten. Entwickeln Sie Unterscheidungskraft: Was gehört wohin, was nutzt dem Leben auf welche Weise? Erkennen Sie Menschen und Situationen, aber ohne sie abzuwerten oder zu verurteilen. Unterscheiden Sie, ohne zu kritisieren oder sich zu isolieren.

Affirmation: »Ich werde bewußt. Ich spreche bewußt.«

Partner-Meridian ist der Herzmeridian, ein Yin-Meridian.

Blasenmeridian (Yang-Meridian): 15.00–17.00 Uhr

Allgemein: speichert vitale Energien und Körperflüssigkeiten, Anpassung, Ausgleich.

Seelisch-geistig: Fähigkeit zum Ausgleich; bei Störungen Anspannung, Verspannung, Überspannung, Willensschwäche, das Ausweichen, Gefühl der Bedrohung, Angst vor der Umwelt; Spannungen werden durch Bettnässen oder plötzlichen Tränenausbruch reguliert; Ungeduld, starke Zurückhaltung und Erschöpfung, aggressive Reaktion, Prozesse fließen nicht; Angstzustände und Depression.

Körperlich: ist mit dem gesamten Lymphsystem verbunden; bei Blockaden verantwortlich für Störungen des Flüssigkeitshaushalts, Wiederanstieg der Leistung, Unterleibsbeschwerden, Halsentzündungen, Rückenprobleme, Abwehrschwäche, Bettnässen, plötzlicher Tränenausbruch, allgemeine Schwäche, hormonale Störungen, Arthritis, Depressionen und Angstzustände; »Teestunde«, in dieser Zeit Maximum der Urinausscheidung, Anstieg des Blutdrucks und Blutkreislaufs und des Herz-Minuten-Volumens, Anstieg der Sauerstoffaufnahme und der Kohlenstoffabgabe.

Positive Empfehlungen zur seelisch-geistigen Stärkung der Blasen-Energie: Themen sind hier Erschöpfung und Ungeduld. Auslöser dafür sind oft überspannte Erwartungen oder Unsicherheit. Gönnen Sie sich eine Zeitlang sehr viel Ruhe und Entspannung. Das hilft, um Situationen besser einzuschätzen, anzunehmen und damit umzugehen.

Affirmation: »Ich bin ausgeglichen.«

Partner-Meridian der Nierenmeridian, ein Yin-Meridian.

Nierenmeridian (Yin-Meridian): 17.00–19.00 Uhr

Allgemein: Klärung, Lebenswille, Festigkeit, Eindeutigkeit.

Seelisch-geistig: Standfestigkeit, klarer Ausdruck, Eindeutigkeit, klares Handeln; Unterscheidungskraft, Willensstärke, Lethargie; bei Störungen keinen Antrieb spüren beziehungsweise haben oder von übersteigertem Ehrgeiz getrieben werden oder auch kein Wille (mehr) zu leben.

Körperlich: reguliert und kontrolliert die vitalen Körperflüssigkeiten (und auch Speicherung), Knochen, Nebennieren, Ausscheidung generell, Nierenschwäche, Ödeme, Durchfall, Schwäche, Ekzeme, Abszesse, Psoriasis, Wasseransammlungen im Körper, geschwollene Lymphdrüsen, sexuelle Störungen, Wachsen von Nägeln und Kopfhaar; in dieser Zeit ein Maximum des Leberfettes, vor Sonnenuntergang negative atmosphärische Ladung, es beginnt die parasympathische (dämpfende) Phase.

Positive Empfehlungen zur seelisch-geistigen Stärkung der Nieren-Energie: Thema ist Angst. Entwickeln Sie mehr Standfestigkeit. Das »funktioniert«, wenn Sie wieder Vertrauen gewinnen: in das Leben, in sich, in die Schöpferkraft. Stärken Sie Ihre Willenskraft, das Leben wirklich zu wollen.

Affirmation: »Ich bin kraftvoll. Ich habe Vertrauen.«

Partner-Meridian ist der Blasenmeridian, ein Yang-Meridian.

Kreislaufmeridian (Yin-Meridian): 19.00–21.00 Uhr

Allgemein: im Fluß bleiben, Lebendigkeit, Bejahung, beschützt den Herzmeridian, läßt nur die wichtigen Dinge zum Zentrum vordringen.

Seelisch-geistig: reguliert unsere Offenheit, gibt die Möglichkeit, mit den Geschehnissen im Fluß zu bleiben, zuständig für die Lebendigkeit und den Lebensschwung, sich von neuen Einfällen beleben zu lassen; lebensfördernde Ziele, aber auch keinen Lebenssinn sehen, steht für Motivation, aber auch für Depression durch Starrsinn; einsam, kalt, freudlos, energielos. *Körperlich:* Kreislaufstörungen, Schwindel, allgemeine Nervenschwäche, Antriebsschwäche, Durchblutungsstörungen, Gedächtnisstörungen, sexuelle Frustration, Abfall des Leberfettes, stärkste Leitfähigkeit in der Atmosphäre, Maximum des venösen Rückflusses.

Positive Empfehlungen zur seelisch-geistigen Stärkung der Kreislauf-Energie: Es geht um den ungehinderten, harmonischen Fluß der Lebensenergien. Achten Sie auf reichlich körperliche Bewegung. Das bringt »Schwung« ins Leben. Öffnen Sie sich auch für den Fluß der Gefühle, Elan im Geiste und eine flexible Lebensweise.

Affirmation: »Ich bin im Lebensfluß.«

Partner-Meridian ist der »Dreifacherwärmer«, ein Yang-Meridian.

Dreifacherwärmer (Yang-Meridian) 21.00–23.00 Uhr

Allgemein: steht für die Ausrichtung auf »geistige Gesetze«, wärmt alle Ebenen wie Körper, Geist und Seele, dadurch direkten Kontakt mit allen Meridianen, steht für Ordnung.

Seelisch-geistig: Ausrichtung auf die »geistigen Gesetze« über die Schilddrüse und das Drüsensystem, Ordnungsprinzip, dem Gewissen nachspüren, sich auf das Wesentliche konzentrieren, auf die innere Stimme horchen; bei Störung Überbetonung oder Verdrängung einzelner Lebensbereiche, dadurch entweder Veräußerlichung oder nach innen gerichtete Depression, ständig schwankende Gefühle, Alkoholismus, Epilepsie, Verzweiflung; man hat keine Freunde.

Körperlich: Schilddrüse, Drüsensystem, hormonelle Probleme, Tinnitus, Neigung zu Krämpfen, Zyklusstörungen, chronisch eiskalte Finger, Depressionen, Hautprobleme, Halsstarrigkeit,

Angst im Nacken fühlen, Zunahme der Geburtswehen, Abfall des Blutdrucks, Nachtschweiß.

Positive Empfehlungen zur seelisch-geistigen Stärkung der Energie des Dreifacherwärmers: Thema ist die richtige Steuerung von Energien. Angesagt sind Muße und Meditation, Tai Chi und Qi Gong sowie andere Formen der Entspannung und Ausrichtung auf eine höhere, spirituelle Führung.

Affirmation: »Ich bin Teil einer höheren Ordnung.«

Partner-Meridian ist der Kreislaufmeridian, ein Yin-Meridian.

Gallenblasenmeridian (Yang-Meridian): 23.00–01.00 Uhr

Allgemein: für Entscheidungen auf allen Ebenen zuständig, Einsicht.

Seelisch-geistig: klares Denken, klare Vorstellung, Mut, aber auch fixierte Vorstellungen, Wut, Jähzorn, Zweifel, Verzweiflung, Zergliederung von Eindrücken, Frustration, Enttäuschung, ohne Freunde, falscher Beruf; gibt über das Nervensystem die Möglichkeit, zu einer besseren Anschauung zu kommen und Einsicht zu erlangen.

Körperlich: Seiten-Kopfschmerzen, halbseitige Schmerzen, wandernde Schmerzen, Gallenblasen-Beschwerden, Gallensteine, Fettunverträglichkeit, Verstopfung, Gelenk- und Wirbelsäulenbeschwerden, Zunahme des Wassergehaltes des Blutes, Minimum der Vitalkraft, Minimum des Sauerstoffverbrauchs, Minimum des gesamten Stoffwechsels, Lähmungen, Bluthochdruck.

Positive Empfehlungen zur seelisch-geistigen Stärkung der Gallenblasen-Energie: Thema ist die klare Einsicht in Zusammenhänge. Atmen Sie in schwierigen oder unübersichtlichen Situationen erst einmal mehrere Male tief durch und vor allem tief aus. Loslassen, entspannen, nachdenken und dann erst agieren oder vor allem reagieren ist die Grundlage, um sich nicht von falschen (Vor-)Urteilen oder Egomustern bestimmen zu lassen.

Affirmation: »Ich denke klar. Ich bin geduldig.«

Partner-Meridian ist der Lebermeridian, ein Yin-Meridian.

Lebermeridian (Yin–Meridian): 01.00–03.00 Uhr

Allgemein: Dieser Meridian gilt als der »Planer« von Vorgängen, Wandlung zum Besten, Umsetzung, Hingabe.

Seelisch-geistig: Demut, Annahme des Schicksals, Lebensmut, Glaubensstärke, Einsichtigkeit; bei Störungen aber auch Kleinmütigkeit, Auflehnen gegen das Schicksal, sich unglücklich fühlen, mangelndes Einsehen, Suchtverhalten, Energieverschwendung, unsicher, deprimiert, melancholisch; man lebt ohne Zielrichtung, ist ständig unpünktlich.

Körperlich: bei Blockaden Stoffwechselprobleme, Verdauungsbeschwerden, Hautjucken, Verengungen im Darmkanal, Hautpigmentierungen, Muskelverspannungen, Sehstörungen, Schilddrüsenproblematik, Unterleibsbeschwerden; Maximum des Leberfettes, der Gallensekretion, Wasserretension im Blut, Fettresorption in der Darmwand und der Glykogenanreicherung in der Leber.

Positive Empfehlungen zur seelisch-geistigen Stärkung der Leber-Energie: Thema sind Ärger und Zorn, aber auch Schwermut und Depression. (»Mir ist eine Laus über die Leber gelaufen.«) Ausreichende und energetische körperliche Bewegung, vor allem an der frischen Luft, gleicht als Schnellmaßnahme am besten aus. Entwickeln Sie Gelassenheit, zum Beispiel durch Meditation.

Affirmation: »Ich nehme gelassen an.«

Partner-Meridian ist der Gallemeridian, ein Yang-Meridian.

7 Die Akupunkturpunkte: Zugang zu den Meridianen

Nicht-Wissen ist wahres Wissen.
Zu Glauben, daß man weiß, ist Krankheit.
Erkenne, daß du krank bist;
dann erst kannst du gesund werden.

Der Weise ist sein eigener Arzt.
Er hat sich selbst von allem Wissen geheilt.
Auf diese Weise leidet er nicht.

»Tao te king«, Vers 71

Hinweis: Wir möchten an dieser Stelle zunächst ausdrücklich darauf hinweisen, daß Akupunktur nur von einem erfahrenen zugelassenen Therapeuten durchgeführt werden darf. Die folgende kursorische Beschreibung der Akupunktur und der damit verbundenen Kontraindikationen dient nur zur allgemeinen Information.

Wird die Akupunktur nach den Regeln der traditionellen chinesischen Diagnose korrekt durchgeführt, so ist die Behandlung auf den Ausgleich von Qi ausgerichtet und somit völlig ungefährlich. Bei Akutfällen, besonders mit Schmerzcharakter, ist oftmals eine sofortige Besserung des Gesamtbefindens und der Schmerzen zu spüren.
Bei chronischen Erkrankungen kann am Anfang eine geringe Erstverschlimmerung auftreten wie Müdigkeit oder leichte

Gemütsverstimmung. Dies ist ein gutes Zeichen, denn das bedeutet, daß das gegenläufige Qi aufgefordert wurde, sich wieder in seinem gesetzmäßigen Fluß zu bewegen. Oftmals sind diese Beschwerden am nächsten Tag geringer, und Wohlbefinden stellt sich ein.

Nicht genadelt werden sollte im gesamten Brustbereich, hier besteht die Gefahr eines Pneumothorax (Zusammenfallen der Lungen). Bei ansteckenden Hauterkrankungen ist die Akupunktur ebenfalls nicht angezeigt; bitte suchen Sie in diesem Fall einen Facharzt auf! Auf keinen Fall darf genadelt werden nach Einnahme von Drogen und Alkohol!

Manchmal kann es vor allem bei angespannten und nervösen Menschen durch die Manipulation der Nadel zu Übelkeit kommen, deshalb sollte sich der Patient vor der Behandlung unbedingt hinlegen.

Vor der Behandlung sollte keine Mahlzeit eingenommen worden sein, allerdings auch kein extremes Hungergefühl bestehen. Nach der Behandlung sollte der Patient möglichst noch einige Zeit ruhen und danach nur leichte Tätigkeiten verrichten. Mehr zur Akupunktur am Schluß dieses Kapitels. Jetzt zunächst zur Akupressur, die man unter Umständen auch zur Selbstbehandlung anwenden kann.

Selbsthilfe durch Akupressur

Eine sanfte und natürliche Heilmethode, um die Lebenskraft zu stärken und zu harmonisieren oder auszugleichen, bietet die Akupunkturmassage in der TCM. Bei der Akupressur wird der Energiefluß über festgelegte Punkte angesprochen und ruft körperliche und seelisch-geistige Reaktionen hervor. Akute oder chronische gesundheitliche Störungen können durch die Fingerdruckmassage gelindert und harmonisiert werden. Lassen Sie sich von Ihrem Arzt oder Heilpraktiker vor eventuellen Einwänden bei Ihrer Selbstbehandlung zur Unterstützung der Therapie aufklären.

Zur Beachtung vor der Akupunkturmasage:
- der Raum sollte ruhig und gut temperiert sein
- der Patient sollte bequeme Kleidung tragen
- die Schuhe ausziehen
- vor dem Akupressieren etwa zwei Entspannungsminuten einlegen
- Zeit nehmen und sich Zeit lassen
- nicht massieren mit vollem Magen oder bei Hunger

Wie finde ich den richtigen Punkt?

Bei der Akupunkturmassage werden wie bei der Akupunktur oder bei der Moxibustion bestimmte Meridianpunkte behandelt. Diese Punkte unterscheiden sich von ihrer Umgebung durch Gewebefestigkeit sowie erhöhte Schmerzempfindlichkeit. Am Punkt selbst läßt sich oft eine kleine Einbuchtung ertasten. Akupressieren Sie im Zentrum des Punktes. »Drücken in kreisenden Bewegungen« wird als Grifftechnik am häufigsten angewendet. Die wichtigsten Punkte sind auf den Meridian-Abbildungen im sechsten Kapitel eingezeichnet.

Tonisieren und Sedieren

Es gibt zwei verschiedene Möglichkeiten in der TCM, um Energiemangel oder Energieüberschuß auszugleichen und somit den Fluß der Lebenskraft zu harmonisieren.

Bei *chronischen Beschwerden* mit Mangel an Energie wird der betreffende Punkt angeregt. Das nennt man *tonisieren*; es erfolgt, indem man rechts herum kreisend massiert.

Bei *Akuterkrankungen* wird der Druck oft als unangenehm empfunden, hier wird dämpfend massiert, um den lokalen Überschuß auszuleiten. Das nennt man *sedieren;* dabei wird links herum kreisend massiert.

Druck und Dauer

- langsam und rhythmisch drücken, gewaltsamen Druck vermeiden
- mit Finger oder Daumenkuppe fest am zu behandelnden Punkt arbeiten
- um Verletzungen zu vermeiden, Fingernägel kurz halten
- die Behandlungsdauer eines Punktes ist sehr individuell, hängt von der Gesamtverfassung und vom Alter ab; allgemein gilt: etwa 30 Sekunden bis höchstens 5 Minuten
- Säuglinge und Kleinkinder nicht länger als 30 Sekunden pro Punkt behandeln
- treten bei der Behandlung Kopfdruck, Übelkeit oder Schwindelgefühl auf, so ist die Massage sofort zu beenden
- die Behandlungsdauer der empfohlenen Punkte sollte insgesamt 25 Minuten nicht überschreiten

Wann darf nicht akupressiert werden?

Die Akupressur kann keine medizinisch notwendige Behandlung durch den Facharzt oder Heilpraktiker oder eine notwendige Operation ersetzen! Bei lebensbedrohlichen Erkrankungen oder schweren gesundheitlichen Störungen ist die Akupunkturmassage ebenfalls nicht geeignet! Vor allem ist sie nicht anzuwenden bei:

- starkem Bluthochdruck
- schweren Herz- und Kreislauferkrankungen
- ansteckenden Hauterkrankungen
- bakteriellen Infekten
- Krankheiten, die sexuell übertragbar sind

Bei Unklarheiten konsultieren Sie bitte unbedingt Ihren Arzt oder Heilpraktiker!

Die Akupunktur: Klassische Nadelbehandlung

Das Wort Akupunktur kommt aus dem lateinischen *acus,* die Nadel, die *punctura,* der Stich. Der Behandler kann beim Patienten durch Setzen der Akupunkturnadel an ganz bestimmten Punkten auf den Leitbahnen die Energie, das Qi, beeinflussen. Der Behandler stellt vorher eine gezielte Diagnose. Wichtig dabei ist die Beurteilung des gesamten Erscheinungsbildes, die Differenzierung des Pulses und der Zunge (siehe achtes Kapitel). Nach der sorgfältig gestellten Diagnose wählt der Therapeut die entsprechenden Punktekombinationen oder erwägt eine Anwendung in Verbindung mit Kräuterheilkunde, Moxabehandlung oder Massage. Dadurch wird das Qi in Bewegung gebracht, Blockaden aufgelöst und der Patient wieder in seine Harmonie geführt. Bei jeder weiteren Behandlung wird erneut der momentane Zustand des Patienten genau beobachtet und befragt, der aktuelle Puls beurteilt und die Zunge in Augenschein genommen – das Beschwerdebild wird also immer wieder neu festgestellt –, um den Heilungsprozeß gezielt mit der Nadel zu unterstützen, anzuregen oder zu dämpfen. Wir erinnern uns noch einmal: Gesundheit ist ein harmonischer Prozeß aller fließenden Energien!

Die Anzahl der gesetzten Nadeln ist davon abhängig, ob die Krankheit akut oder chronisch ist. Die Konstitution, das Alter und auch die Reaktionsbereitschaft des zu Behandelnden werden ebenfalls in Betracht gezogen. Die Nadeln werden so gesetzt, daß der Patient den Qi-Punkt fühlt, das heißt, nach dem Anstechen spürt er den Fluß der Energie. Es ist sehr wichtig, daß der Therapeut diese Rückmeldung auch vom

Patienten bekommt. Wenn angeregt (tonisiert) werden soll, bleibt die Nadel weniger lang und weniger tief stecken. Wenn gedämpft (sediert) werden soll, bleibt die Nadel länger im Punkt und wird auch manipuliert, also bewegt, um Energie abzulassen.

Die Verweildauer der Akupunkturnadel hängt immer von der Grunderkrankung und vom Gesamtenergiezustand des Patienten ab. Bei chronischen Erkrankungen und gleichzeitig auch oft energiearmen Patienten kann nur kurz punktiert und müssen auch längere Zeitspannen zwischen den einzelnen Behandlungen eingelegt werden. Bei starken Schmerzen und Akuterkrankungen werden die Nadeln längere Zeit in ihrem Punkt gelassen; die Abstände zwischen den Akupunkturen können kurzfristiger sein, das heißt, es könnte zum Beispiel zweimal, aber mindestens einmal am Tag genadelt werden, so lange, bis sich der Schmerzzustand gebessert hat. Die Lage des Patienten bei der Akupunktur ist sehr unterschiedlich. Je nachdem, welches Areal behandelt werden soll, kann man den Patienten entweder auf den Rücken oder auf den Bauch legen. Es muß freier Zugang zu der jeweiligen Leitbahn bestehen. Gewisse Zonen, vor allem der Rückenbereich, können auch im Sitzen behandelt werden. In diesem Fall läßt man den sitzenden Patienten die Arme auf der Liege oder am Tischrand auflegen, damit es für ihn angenehmer und leichter wird. Ähnlich wie die Nadel am Menschen die energetischen Zentren anspricht und Einfluß auf die Energie im Menschen ausübt, kann auch in gewissen Punkten massiert oder mit brennenden Kräutern, also mit Moxibustion behandelt werden.

Oft fragen Patienten: »Tut das Nadeln denn weh?« Die Antwort lautet: »Je nachdem, wie gespannt der Punkt ist oder was für eine Stagnation der Energie im bestimmten Areal ist, schmerzt es mehr oder weniger beim Einstechen an diesem Punkt.«

Aus der Geschichte der Akupunkturnadeln: In den ersten Zeiten der Akupunktur, ca. 2000 bis 3000 Jahre v. Chr., hat man die Akupunkturnadel aus spitzem Bambus, aus Knochen oder aus Stein hergestellt. Danach kamen Nadeln aus Eisen und Edelstahl. In der heutigen Praxis wird meist die Einwegnadel verwendet, die nach dem einmaligen Gebrauch aus hygienischen Gründen weggeworfen wird. Zur Anregung (Tonisierung) kann man auch Gold- und zur Dämpfung (Sedierung) Silbernadeln verwenden. Dies sind dann meist Mehrfachnadeln, also zum mehrmaligen Gebrauch bestimmt, die natürlich nach den strengen Regeln der Hygiene sterilisiert werden müssen.

Manche Experten der Akupunktur bedienen sich einer Methode, die man »heiße Nadelung« nennt. Sie ist wirklich nur Fachleuten vorbehalten, versuchen Sie das bitte nicht an sich selbst! Dabei erwärmt man die Nadeln (meistens aus Edelmetall wie Gold oder Silber), indem Moxawolle am oberen Griffende der Nadel angebracht und abgebrannt wird. Man kann auch den heißen Moxastab eine Zeitlang an den oberen Teil der Nadel halten. Ein erfahrener Akupunkteur wird das selbstverständlich im ständigen Kontakt mit dem Patienten durchführen, der ihm mitteilt, wenn die Nadel zu heiß wird!

Abschließend soll an dieser Stelle nochmals auf die Einschränkungen bei der Anwendung von Akupunktur verwiesen werden, die Sie am Anfang dieses Kapitels finden!

8 Diagnoseverfahren in der TCM

Wenn du erkennst, daß sich alle Dinge wandeln,
gibt es nichts mehr, das du festhalten willst.
Wenn du dich nicht mehr vor dem Tode fürchtest,
gibt es nichts mehr, das du nicht erreichen kannst.
»Tao te king«, Vers 74

Einige allgemeine Informationen

In der TCM werden verschiedene Diagnosemöglichkeiten ge-
nutzt, um den Patienten und seinen Zustand besser kennen-
zulernen. Es gibt acht verschiedene Diagnoseerhebungen.

1. Liegt ein übermäßiger Yin- oder Yang-Zustand vor?
Hier kann der Behandler unterscheiden, ob die Erkrankung in
der Haut, im Muskelgewebe oder in den Meridianen steckt,
was einer »Yang-Erkrankung« entspricht. Die Krankheit kann
auch in den Speicher- oder Hohlorganen liegen, das wäre dann
im Inneren, also eine »Yin-Erkrankung«. So kann man feststellen, ob die Krankheit nur oberflächlich ist oder ob die
Schichten im Inneren bereits erkrankt sind.

2. Handelt es sich um zuviel Wärme oder Kälte?
Hier kann man erkennen, ob sich die Erkrankung kühlend
auswirkt, oder ob es dem Patienten warm ist. Wenn der Patient
eher friert, liegt die Erkrankung im Inneren, in der Tiefe, im
Yin. Ist eine warme Erkrankung zu erkennen, spricht der

Patient von Wärme, oder handelt es sich um eine fieberhafte Erkrankung, dann liegt sie mehr an der Oberfläche und entspricht dem Yang. Dies sind zwei wichtige Differenzierungen.

3. Besteht Energieleere oder Energiefülle?

Außerdem kann festgestellt werden, aus welchem Energiezustand die Krankheit entstanden ist. Bei Energieleere kann man meist erkennen, daß es an Nähr- und Atemenergie mangelt. Energiefülle weist häufig auf kosmische Energien im Körper hin. Es kann sein, daß eine Fülle an Nährenergie zu allgemeinen Schädigungen führt. In diesem Fall ist auch der Körper nicht mehr zu einem regulären Stoffwechsel in der Lage.

4. Ist die Krankheit innen oder außen?

Es kann festgestellt werden, welche Funktionsschicht im Körper bei der Erkrankung befallen ist und in welcher Schicht die Energiestörung liegt. Man kann bestimmen, ob sie im Innern ist, was heißt, daß die Erkrankung im Yin liegt. Ist die Erkrankung im Äußeren, so ist sie im Yang.

5. Die Untersuchung oder Betrachtung des Patienten

Dabei sollte man sich erst auf den Patienten einstellen und sein Verhalten im Gespräch als einen Hinweis auf seinen psychischen Zustand sehen. Auch kann man an seiner Ausstrahlung, seinem (vorhandenen oder fehlenden, starken oder schwachen) Charisma oder seinem *Shen* die gesamte Persönlichkeit erkennen. Darüber hinaus gibt der sogenannte Erstkontakt Hinweise auf die Lebendigkeit oder Spontaneität. Ein lebendiger Mensch hat ein rosiges Gesicht. Er hat straffe Haut, ein gutes Bindegewebe und vor allem glänzende Augen. Die Aussprache ist klar, er spricht deutlich, wirkt aufmerksam und verfügt über eine gute Beobachtungsgabe. Er bewegt sich konzentriert und ohne Hast. Die Atmung ist gleichmäßig und ruhig. Die geistig-seelische Verfassung weist auch auf die Konstitution hin, und die Abwehrkraft sollte ausreichend sein.

Zur Diagnose des Betrachtens gehören weiter *die Gesichtsdiagnose, die Zungendiagnose, die Nageldiagnose (die hier nicht näher erläutert wird) und die allgemeine Hautdiagnose.*
Zunächst fällt einem besonders die Farbe der Gesichtshaut auf. Man kann im Gesicht jede Organerkrankung sehen, sie ist oftmals mit den Farben der kranken Organe verbunden. Einige Beispiele dafür: Leber = Gesichtsfarbe grünlich, Herz = Gesichtsfarbe rot, Milz = Gesichtsfarbe gelblicher Ton, Lunge = Gesichtsfarbe weißlich, und Niere = dunkelgraue Gesichtsfarbe.
Zudem kann man in jeder Gesichtszone bestimmte Organzugehörigkeiten ablesen. So sind zum Beispiel die Wangen den Lungen zugeordnet und die Nasenspitze der Milz. Die Feuerenergie, besonders die Herz-Energie, bildet oft Zeichen im oberen Körperbereich. Häufig wird dann die dadurch geschwächte Lungenkraft gedrückt, und der Patient erscheint eher depressiv oder schwermütig.

Die Betrachtung der Zunge spielt in der TCM eine besondere Rolle. Hier kann man auf den Reflexzonen verschiedene Risse oder Zahneindrücke sowie Hitze oder Kälte feststellen. So kann man mit Hilfe der Zungenfarbe, der Zungenform und weiteren Faktoren eine noch genauere Diagnose erstellen.
Bei der Zungendiagnose finden die Regeln von Yin und Yang ebenfalls Verwendung: Die normale Zunge hat ein hellrotes, zartes Aussehen, sie ist leicht feucht und hat einen dünnen Belag. Je nachdem, welche Störung im Körper vorliegt, zeigt die Zunge eine entsprechende Veränderung. Liegt eine Erkrankung im Yang vor, weist die Zunge eher Zeichen von Entzündungen auf, sie ist dann häufig dick und gerötet. Dies sind

dann Erkrankungen durch zu große Fülle wie dicker gelblicher, manchmal auch festhaftender Belag.

Handelt es sich mehr um eine Erkrankung im Yin-Verlauf, so sehen wir das an der Zunge durch Hinweise auf Leere. Das heißt, die Zunge ist weißlich, der Zungenkörper ist nicht so kräftig, sondern eher schmal, und die Zunge weist dementsprechend manchmal auch Zahneindrücke auf.

Hier einige weitere Beispiele zum Aussehen des Zungenkörpers:

- Ist der Zungenkörper im Aussehen eher blaß und hellrot, dann liegt Blutleere und Qi-Stagnation vor.
- Ist das Aussehen des Zungenkörpers eher dunkelrot, dann besteht mehr Hitze im Blut.
- Sind Risse im Zungenkörper zu erkennen, dann können die Körperflüssigkeiten durch Hitze schon verletzt sein.
- Sieht man einen weißlichen dünnen Belag, so liegt eine Kälteerkrankung oder eine oberflächliche »Winderkrankung« im Anfangsstadium vor.

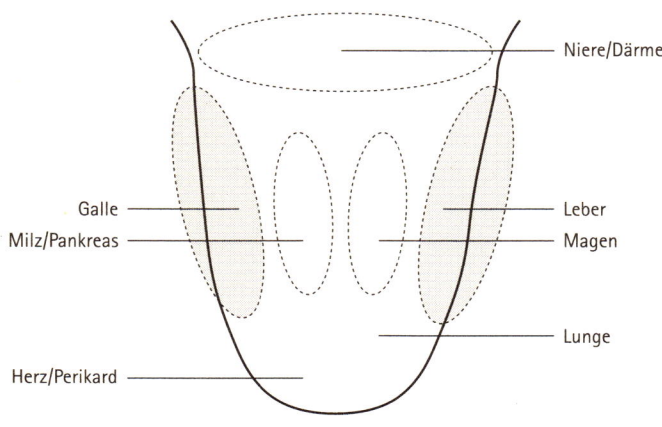

Niere/Därme

Galle

Leber

Milz/Pankreas

Magen

Lunge

Herz/Perikard

- Zeigt sich ein gelblicher Belag, deutet das auf eine Störung hin, die mit Hitze auf den Weg nach innen geht.

6. Stimme und Geruch des Patienten

In der TCM wird sehr auf die Qualität der Stimme geachtet. Energieschwäche oder -mangel drückt sich in einer schwachen Stimme aus, der Patient wirkt geschwächt. Besonders ältere Menschen sprechen oft schwach und schwer verständlich, auch hier ist das Qi geschwächt. Nach einer Behandlung merkt man sehr oft am Patienten, wie die Stimme wieder viel deutlicher und kraftvoller wird.

Außerdem beobachtet man die Rhythmik des Atmens; atmet der Patient schnell oder langsam, hustet er laut, sind die Geräusche laut, hat er zuviel Speichel?

Sehr wichtig sind auch die Gerüche, zum Beispiel Mundgeruch, Schweißgeruch, die Ausscheidungen. Sehr häufig kann man feststellen, daß die Zuordnungen der Krankheit genau zu der Zuordnung des Geruchs passen: Ein fauler Mundgeruch kommt beispielsweise meistens von Ernährungsstörungen und auch von Schwächen des Zahnfleischs. Saurer Mundgeruch kann ein Hinweis auf Verdauungsstörungen sein. Es kann auch ein Qi-Stau im Magen vorliegen. Dieses ist oft bei Menschen zu erkennen, die unregelmäßig essen und gleichzeitig wenig Bewegung haben. Einen auffallenden Schweißgeruch kann man zum Beispiel feststellen, wenn die Abwehrkräfte des Patienten beeinträchtigt sind. Dies kann durch Wind, Hitze oder Nässe verursacht sein. So werden giftige Stoffwechsel-stoffe durch mangelnde Lungen-Energie über den Schweiß der Achseln ausgeschieden.

7. Die Befragung des Patienten

Es gibt bestimmte Fragen, deren Beantwortung Ursachen einer Erkrankung erkennen lassen. Dazu wird der Patient nach

Appetit, Durst, Geschmack, Ausscheidungen, Schmerzen, Schlaf, Menstruation, Fieber und nach seinem Tag- und Nacht-Rhythmus befragt. Wichtig ist auch, mit dem Patienten über seine seelisch-geistigen Probleme zu sprechen, über seine materiellen Sorgen sowie über die Einbettung in sein soziales Umfeld. Es hilft dem Patienten oft schon, wenn der Therapeut ihn auf seine Problematiken anspricht und ihn in diesem Bereich auch berät.

Ferner wird auch noch nach Wärme- und Kälteempfindlichkeit gefragt und nach Kopfschmerzen. Beispielsweise wird ein Kopfschmerz im vorderen Stirnbereich meist dem Magen zugeordnet, Seitenkopfschmerz der Galle; Kopfschmerz am Hinterkopf den Nieren und der Blase.

Hört der Patient vielleicht schlecht? Hat er Ohrensausen oder Schwindelgefühl? Die Körperbereiche, an denen Schmerzen auftauchen, geben oft genauen Aufschluß über die betroffenen Meridiane und den dortigen Störungen im Energiefluß.

8. Ertasten von Puls und Haut des Patienten

Hier kennt man die Pulstastung und das Tasten und Befühlen der Körperoberfläche; man kann zusätzlich Temperatur und Feuchtigkeit auf der Haut feststellen. Bei Kindern und Säuglingen läßt sich durch Betasten oft auch die Knochenfestigkeit feststellen.

Eine der wichtigsten Diagnosemöglichkeiten der TCM ist die *Pulsdiagnose,* also das Ertasten des Pulses. Es gibt Pulsstellen an der rechten und an der linken Hand. An der Außenstelle unterscheidet die TCM drei Zonen, an denen die Organe genau zugeordnet befühlt werden.

Am rechten Unterarm werden in der tieferen Schicht Lunge, Milz und Kreislauf und auf der oberflächlichen Schicht Dickdarm, Magen und Stoffwechsel ertastet.

Am linken Arm können in der Tiefe Herz, Leber und Niere erfaßt werden und oberflächlich Dünndarm, Gallenblase und Blase. Die Pulsdiagnose ist natürlich nur im Zusammenhang zu werten mit Gespräch, körperlicher Untersuchung und Zungendiagnose.

Diagnose von Yang-Erkrankungen

Eine Yang-Erkrankung hat ein bestimmtes Beschwerdebild: heftig und stark, die Krankheitsdauer ist oft kurz, die Konstitution des betreffenden Menschen kräftig und robust, das Gesicht rot oder heiß und fleckig. Das »Nervenkostüm« (Vegetativum) des Patienten ist oft unausgeglichen, er leidet häufig an Schlaflosigkeit, ist unruhig und geschwätzig. Diese Menschen sind oft auch sehr nervös. Die Schmerzart beziehungsweise der Schmerzcharakter sind häufig stechende, heftige Schmerzen, oft neigen die Patienten auch zu Krämpfen. Sie haben oft größeren Appetit oder großen Durst. Der Urin ist eher dunkel, trübe und durch die Hitze vermindert. Außerdem neigen diese Menschen durch den Yang-Charakter her eher zu Verstopfung.

Diagnose von Yin-Erkrankungen

Hier handelt es sich eher um chronische und schleichende Erkrankungen, sie sind nicht so heftig, dauern aber länger. Die Menschen sind meist fein gebaut, hager und dünn, ihr Gesicht ist oft blaß und fahl, durchscheinend, die seelisch-geistige Verfassung ist erschöpft und das Vegetativum müde und träge. Die Bewegungen sind verlangsamt, und die Richtung der Kräfte wendet sich nach innen. Schmerzen sind dumpf und mäßig und bessern sich durch Druck oder Massage. Die Patienten haben oft einen verminderten Appetit, häufig Völlegefühl oder auch eine feuchte Haut; ihnen ist am Morgen öfters übel. Der Urin ist meist klar und in der Menge reichlich. Es kann sein, daß diese Menschen sogar unter Inkontinenz (Unvermögen, Harn zu halten) leiden. Die Ausscheidungen über den Stuhl sind oft dünn, wässrig und enthalten unverdaute Nahrungsreste.

Das Verhalten dieser Patienten zu anderen ist eher introvertiert. Meist sprechen diese Menschen recht wenig und dann mit leiser Stimme. Die Zungenfarbe zeigt sich als blaß und zart, der Belag ist meist weißlich, feucht oder auch angeschwollen. Der Puls ist eher tief und verlangsamt und nur oberflächlich zu spüren. Der Genesungsprozeß und die Erholungsphase dauern viel länger als bei einer Yang-Erkrankung.

Kurzer Vergleich zur westlich-naturwissenschaftlichen Diagnose

Der Mensch steht über die Akupunkturpunkte in Verbindung mit seiner Umgebung und Umwelt. Dringt über diese Punkte pathogene Energie ein, etwa Wind und Kälte, so klagt der Patient über Frösteln, eine verstopfte Nase, eventuell leichtes Fieber mit Kopf- und Bauchschmerzen. Die westliche Diagnose würde lauten: Entzündung der oberen Atemwege. Der Therapeut nach den Lehren der TCM stellt folgende Diagnose: Äußerer Wind und Kälte ist in die Leitbahnen eingedrungen. Puls oberflächlich, Zunge hell mit weißem Belag.

Die Behandlung nach den Regeln der TCM: Die eingedrungene Windenergie wird über die Akupunkturpunkte ausgeleitet, zum Beispiel über den Punkt »Windteich«, und die Abwehrenergie durch Nadelung, zum Beispiel an Di 4, aktiviert. Die eingedrungene Kälte wird durch ein erwärmendes Getränk (abgekochten frischen Ingwertee) über den Lungenmeridian (Schwitzen) ausgeleitet. Die Abwehr ist oft geschwächt, der Patient ist dann für Wind- und Kälteerkrankungen anfällig, auch bei lang anhaltendem Kummer oder bei Überarbeitung. Zu empfehlen ist, das Leben freudig anzunehmen, schöpferische Pausen einzulegen und vor allem in den Wintermonaten auf eine geregelte, leicht erwärmende Ernährung im Sinne der fünf Elemente zu achten.

Affirmation: »Ich bin dankbar für das Leben, ich atme tief ein und aus.«

Ein zweites Beispiel. Der Patient klagt über Beschwerden im Gallenblasenbereich mit leichter Übelkeit und Kopfschmerz nach übermäßiger, fetter Nahrung, er hat einen bitteren Mundgeschmack, ist durstig ohne Trinkverlangen.

Die westliche Diagnose könnte lauten: Distension im Hypochondrium. Die Diagnose nach der TCM wäre: Nässe und Hitze in der Gallenblase, bei Zungendiagnose gelber dicker Zungenbelag, Pulsdiagnose *saitenförmig und schlüpfrig,* d. h., daß der Puls wie eine Saite schwingt oder daß er einfach nicht zu fassen ist.

Die Behandlung nach der TCM: Da in diesem Fall immer eine Milzschwäche vorliegt, wird bei fetter Nahrung die Gallenblase gestört, es entsteht Nässe, die wiederum den Qi-Fluß der Leber behindert (Schmerzen). Diese Erkrankung entsteht häufig durch lang anhaltende, angestaute Wut und Zorngefühle. Hält der Zustand weiter an, so können aus diesem Nässe-Hitze-Zustand in der Gallenblase Gallensteine entstehen. In der Akupunktur-Therapie werden Nässe und Hitze über die entsprechenden Punkte, wie zum Beispiel »Alarm-« und »Zustimmungspunkte« der Gallenblase beseitigt. Der harmonische Fluß der Leber wird über sedierende Nadeltechnik an den entsprechenden Punkten gefördert. Außerdem werden Kräuter wie Löwenzahn und Pfefferminze als Tees empfohlen. Besonders wichtig ist das aufklärende Gespräch mit dem Patienten über unterdrückte Emotionen wie Wut, Ärger und Aggression. Die rechtzeitigen, offenen Gespräche bringen Entspannung in die Situation. Geduld und Verständnis sind die Lernaufgaben bei dieser Erkrankung. Atemübungen – siehe Qi Gong und Meditation – helfen, innere Gelassenheit und Ruhe zu finden. *Affirmation:* »Ich denke klar. Ich bin geduldig.«

9 Die Organuhr: die richtige Tageszeit für den richtigen Energiefluß

Der große Weg ist eben,
und doch ziehen die Menschen Abwege vor.
Bleibe bewußt,
wenn die Dinge aus dem Gleichgewicht geraten.
Bleibe verankert im Tao,
erfasse den Sinn.

»Tao te king«, Vers 53

Organuhr und Meridiane

Die Organuhr ist zwar nur ein Teilbereich der gesamten TCM, sie hat jedoch große praktische Aussagekraft für den Alltagsgebrauch und dient neben Yin und Yang und den fünf Elementen häufig als erster »Einstieg« in die chinesische Gesundheitslehre. Das Gesetz von Yin und Yang, bezogen auf die Hauptmeridiane und die Organe, ergibt, daß die Yang-Meridiane und die Hohlorgane (zum Beispiel Blase und Magen) vorwiegend Yang-Energie führen, und daß in den Yin-Meridianen und den Speicherorganen (etwa Niere und Leber) vorwiegend Yin-Energie zirkuliert. Jedoch müssen beide Energien immer in einem gewissen, harmonischen Verhältnis gleichzeitig vorhanden sein. Gemäß der chinesischen Organuhr fließt die Energie (Qi) abwechselnd durch zwei Yin- und anschließend durch zwei Yang-gepolte Meridiane und deren dazugehörige Organe.

Man beschreibt den Ablauf, indem man bei der Lunge (= Yin) beginnt. Es folgen Dickdarm (= Yang), Magen (= Yang), Milz/Bauchspeicheldrüse (Pankreas) (= Yin), Herz (= Yin), Dünndarm (= Yang), Blase (= Yang), Niere (= Yin), Kreislauf (= Yin), Dreifacherwärmer (= Yang), Galle (= Yang), Leber (= Yin) und dann wieder Lunge (= Yin).

Diese über zweitausend Jahre alte chinesische Organuhr (siehe Abbildung) enthält Weisheiten, die es möglich machen, viele noch nicht erklärbare Organstörungen und Organerkrankungen besser zu verstehen und zu behandeln. Diese Übersicht kann man nutzen, um die Optimalzeit für bestimmte Abläufe und Tätigkeiten herauszufinden. Sie hilft zur besseren Orientierung über ein »zeitgerechtes« Verhalten, zur Kenntnis über die zeitliche Zuordnung von Krankheitssymptomen und zur Einteilung von Medikamentengaben nach dem besten entsprechenden Zeitrhythmus.

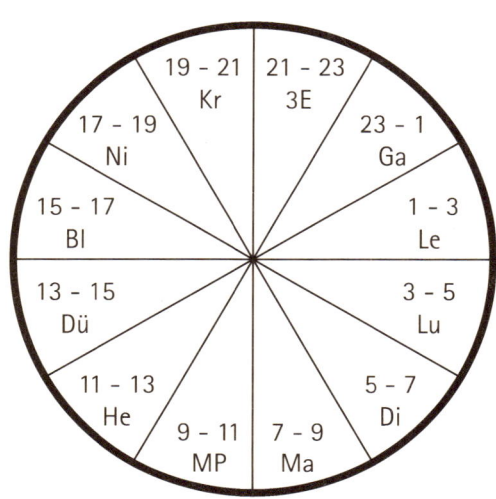

Die Organuhr

HIER DIE ZEITEN NOCH EINMAL IM TABELLARISCHEN ÜBERBLICK:

Organ	Zeit
Lunge	3.00– 5.00 Uhr
Dickdarm	5.00– 7.00 Uhr
Magen	7.00– 9.00 Uhr
Milz/Pankreas	9.00–11.00 Uhr
Herz	11.00–13.00 Uhr
Dünndarm	13.00–15.00 Uhr
Blase	15.00–17.00 Uhr
Niere	17.00–19.00 Uhr
Kreislauf	19.00–21.00 Uhr
Dreifacherwärmer	21.00–23.00 Uhr
Galle	23.00– 1.00 Uhr
Leber	1.00– 3.00 Uhr

Energie fließt physiologisch betrachtet im Rahmen bestimmter Zeitzyklen. Eine bestimmte Energiemenge garantiert, daß die Organe rechtzeitig mit ausreichender Energie versorgt werden. Wenn zuviel Energie (im Uhrzeigersinn) anströmt, können akute Erkrankungen entstehen. Wenn zuwenig Energie fließt, werden die betreffenden Organe unterversorgt, also geschwächt. Die TCM hat erkannt, daß jedes Organ innerhalb von 24 Stunden eine Phase der besonderen Aktivität hat sowie eine Zeit der ausgesprochenen Ruhepause. Darin kommen die Prinzipien von Yin und Yang auf eine andere Weise erneut zum Ausdruck.

Die Organuhr zeigt uns an, wann die »Hochzeiten« der Organe sind, wann sie also besonders viel leisten müssen (und können!), wann viel Qi-Energie benötigt wird und fließen sollte, wann die Organe sehr aktiv sind. Diese Uhr zeigt aber ebenso an, wann die Organe entsprechend des natürlichen Kreislaufs der Qi-Energien ihre passive Phase haben, also auch nicht überfordert werden sollten.

Für den Laien hat die Organuhr den Sinn, daß man oft besser verstehen kann, warum der Körper auf eine bestimmte Weise reagiert. Die Uhr zeigt die Zeiten an, zu denen die Qi-Lebensenergie in den zu diesen Organen gehörigen Energiebahnen (Meridianen) besonders kräftig fließt und wann eher eine Ruhepause besteht. Allgemein fließt die Yang-Energie am Tag stärker, während in der Nacht die Yin-Kraft vorherrscht. Man sollte tagsüber eher den nach außen gerichteten Aktivitäten nachgehen und in der Nacht dem Organismus die notwendige Ruhepause gönnen – und nicht »die Nacht zum Tag machen«, wie es die moderne Zeit oft von uns fordern will.

Die Organuhr gibt ein Raster von zwölf Zweistunden-Phasen vor. Treten nun während des 24-Stunden-Tages irgendwelche Beschwerden auf, so sollte festgestellt werden, in welche Zeitphase sie fallen. Wann treten sie auf? Beispielsweise in der Zweistunden-Phase des Herzens oder in der Zweistunden-Phase der Niere?

Die tieferen Ursachen unserer Beschwerden lassen sich – so unglaublich das zunächst scheinen mag – anhand der Organuhr auf ein Organ und den dazugehörigen Meridian zurückführen. Gesundheitsstörungen sind nach der TCM ja immer Störungen im Energiefluß, ein Mangel oder eine Stauung an Qi-Energie oder ein Ungleichgewicht zwischen Yin und Yang. Die Uhrzeit, zu der Beschwerden auftauchen, läßt also Rückschlüsse darauf zu, in welchen Organen und welchen Meridianen Energieblockaden vorliegen.

Zu jedem Zeitpunkt am Tag haben einer der zwölf Meridiane und die dazugehörigen Organe ihre »Maximalzeit«. Das ist die Zeit des stärksten Energieflusses. Wenn nun jedoch eine Energiebahn (Meridian) oder ein Organ geschwächt, blockiert oder einfach »krank« ist, löst der starke Energiefluß, der in die jeweilige Maximalzeit fällt, frühere und deutlichere Symptome und Beschwerden aus, als der sonst schwächere Energiefluß während der anderen Zeiten. Im folgenden einige Beispiele dazu:

Lunge:
Wenn Sie etwa am Morgen zwischen 3.00 und 5.00 Uhr immer wieder Atemnot, Atembeschwerden oder asthmatische Anfälle erleben, so ist das ein Hinweis auf die Zeit des Lungenmeridians: Jetzt strömt am meisten Energie durch diese Leitbahn. Jetzt aber machen sich auch mögliche Schwächen, Blockaden, Störungen und Krankheiten der Lunge am deutlichsten bemerkbar.

Dickdarm:
In die Zeit von 5.00 bis 7.00 Uhr früh fällt die Maximalzeit des Dickdarms. Dies ist auch die natürliche Hauptentleerungszeit. In derselben Zeit erleben Menschen, die an Dickdarmstörungen leiden, aber auch die heftigsten Schmerzen.

Magen:
Zwischen 7.00 und 9.00 Uhr früh ist der Magen in seiner Aktivphase, also in »Höchstform«. Wenn wir jetzt gesunde Nahrung zu uns nehmen, stärken wir damit auf natürliche Weise und vor allem zum richtigen Zeitpunkt unser Magen-Qi. Menschen, die zu Magenproblemen neigen, erleben während der Maximalzeit des Magens zwischen 7.00 und 9.00 Uhr früh eher ein Gefühl der »Morgen-Übelkeit«, Magendruck oder Aufstoßen.

Herz:
Von 11.00 bis 13.00 Uhr ist die Maximalzeit des Herzmeridians. Jetzt erleben dafür anfällige Menschen ihre »Herzkrise«, die sich oft in Form einer Kreislaufschwäche zeigt. Deshalb trinken diese Menschen dann gern einen Kaffee.

Galle:

Der Maximalfluß im Gallemeridian ist von 23.00 bis 1.00 Uhr nachts. Wer an Gallenstörungen leidet (zum Beispiel durch zu fettes Essen oder Ärger), wird in dieser Zeit nur schlecht (ein-)schlafen können und womöglich mit Galle-Stau (kolikähnliche Schmerzen) wieder aufwachen.

Die Organuhr eignet sich, wie wir schon an diesen wenigen Beispielen gesehen haben, als diagnostische Hilfe. Im Rahmen dieses Buches ist eine umfassende Darstellung der komplexen Zusammenhänge natürlich nicht möglich. Bitte suchen Sie also auf jeden Fall Ihre/n Behandler/in auf, wenn Sie an ernsthaften Gesundheitsstörungen leiden – und verlassen Sie sich nicht nur auf die Organuhr!

Die Organuhr zur zeitlichen Bestimmung von therapeutischen Maßnahmen

Beschwerden und Symptome treten, wie schon beschrieben, vor allem in den entsprechenden »Organzeiten« auf. Diese Organzeiten sind auch der günstige Zeitpunkt, um dann die jeweils notwendigen Therapieverfahren anzuwenden oder Arzneimittel einzunehmen. Herzmittel wirken nach Ansicht der TCM deshalb am besten in der »Herzzeit« zwischen 11.00 und 13.00 Uhr; die Erwärmung der Nierenpole mit Moxabustion erfolgt demnach am besten in der »Nierenzeit« zwischen 17.00 und 19.00 Uhr.

Hier nun eine Übersicht zu einfachen Mitteln und Methoden zur Selbstbehandlung und den entsprechenden Zeiten nach der Organuhr der TCM. Schüsslersche Zellsalze, Kräutertees, Bachblüten und Affirmationen finden Sie in dieser Aufstellung den Phasen des Tages zugeordnet. Die näheren Erläuterungen zu diesen Arzneien und Verfahren mit der Zuordnung zu Yin und Yang, Kühle und Wärme und zu den Elementen finden Sie in den entsprechenden Themenkapiteln.

3.00–5.00 Uhr: Lunge
Schüsslersalze: Calcium phos., Kalium chlor., Natrium sulf.
Kräutertee: Huflattich, Vogelmiere, Ingwer, Thymian
Bachblüte: Chicory: Blockade – Herzöffnung
Affirmation: »Ich bin dankbar für das Leben, ich atme tief ein und aus!«

5.00–7.00 Uhr: Dickdarm
Schüsslersalze: Calcium fluor., Natrium sulf., Ferrum phos.
Kräutertee: Anis, Süßholz, Meerrettich
Bachblüte: Water Violet: Kummer – Freude
Affirmation: »Ich löse mich von allem, was für mein Leben nicht notwendig ist!«

7.00–9.00 Uhr: Magen
Schüsslersalze: Kalium chlor. Calcium phos., Ferrum phos.
Kräutertee: Rhabarber, Spitzwegerich, Engelwurz
Bachblüte: Gentian: Gestaut – Liebesfähigkeit
Affirmation: »Ich wähle bewußt aus, was ich dann bewußt aufnehme!«

9.00–11.00 Uhr: Milz/Pankreas
Schüsslersalze: Kalium phos., Natrium sulf.
Kräutertee: Galgant, Fenchel, Engelwurz
Bachblüte: Scleranthus: Unentschlossenheit – Entscheidungsfähigkeit
Affirmation: »Ich lebe im Hier und Jetzt!«

11.00–13.00 Uhr: Herz
Schüsslersalze: Calcium phos., Kalium phos.
Kräutertee: Ginkgo biloba, Rosmarin, Hagebutte
Bachblüte: Vervain: Fanatismus – Toleranz
Affirmation: »Ich öffne mich für Liebe in allen meinen Gedanken, Worten und Taten!«

13.00–15.00 Uhr: Dünndarm
Schüsslersalze: Natrium sulf., Calcium fluor.
Kräutertee: Engelwurz, Weißdorn
Bachblüte: Cerato: Ignoranz – Weisheit
Affirmation: »Ich werde bewußt, ich spreche bewußt!«

15.00–17.00 Uhr: Blase
Schüsslersalze: Natrium chlor., Ferrum phos.
Kräutertee: Schachtelhalm, Süßholz
Bachblüte: Centaury: Schwäche – Stärke
Affirmation: »Ich bin ausgeglichen!«

17.00–19.00 Uhr: Niere
Schüsslersalze: Natrium sulf., Calcium phos., Silicea
Kräutertee: Breitblattwegerich, Brennessel, Vogelmiere
Bachblüte: Agrimony: Ruhelosigkeit – Frieden
Affirmation: »Ich bin kraftvoll, ich habe Vertrauen!«

19.00–21.00 Uhr: Kreislauf
Schüsslersalze: Magnesium phos., Calcium fluor., Ferrum phos., Kalium phos.
Kräutertee: Weißdorn, Frauenmantel
Bachblüte: Clematis: Gleichgültigkeit – Güte
Affirmation: »Ich bin im Lebensfluß!«

21.00–23.00 Uhr: Dreifacherwärmer

Schüsslersalze: Kalium phos., Calcium phos.
Kräutertee: Bischofskraut, Engelwurz, Rosmarin
Bachblüte: Rock Rose: Furcht – Mut
Affirmation: »Ich bin Teil einer höheren Ordnung!«

23.00–1.00 Uhr: Gallenblase

Schüsslersalze: Kalium chlor., Natrium sulf., Magnesium phos.
Kräutertee: Pfefferminze, Bischofskraut
Bachblüte: Mimulus: Angst – Selbstvertrauen
Affirmation: »Ich denke klar, ich bin geduldig!«

1.00–3.00 Uhr Leber

Schüsslersalze: Ferrum phos., Kalium chlor.
Kräutertee: Löwenzahn, Eisenkraut, Bischofskraut
Bachblüte: Impatiens: Ärger – Verzeihen
Affirmation: »Ich nehme gelassen an!«

Wann ist die beste Zeit für welche Energie und welche Aktivität?

Die Organuhr kann auch als eine natürliche Hilfe und ein guter Anhaltspunkt zur Gestaltung unseres Tagesablaufs dienen. Überprüfen Sie einmal selbst, ob die folgenden Hinweise hilfreich für Sie sind oder ob Sie persönlich zeitlich ganz andere Bedürfnisse empfinden. Es geht also nicht darum, sich »sklavisch« an die Organuhr zu halten, sondern nachzuspüren, ob manches besser von der Hand geht oder besser gelingt, wenn Sie bewußt auf die Zeit achten, zu der Sie bestimmte Dinge tun. Die Zeitangaben gelten für den gesunden Menschen, der sich in Harmonie befindet. Wenn diese Angaben für Sie nicht zutreffen, ist das kein Anlaß zur Sorge oder gar Panik.

Statt dessen können Sie darin einen Hinweis sehen, daß Sie etwas unternehmen könnten – in bezug auf Ernährung, Lebensweise, Gesundheitspflege –, was Ihnen hilft, wieder mehr in die natürliche Ordnung zu gelangen.

5.00–7.00 Uhr: Aufwachen und Ausscheiden

Nach der TCM ist die beste Zeit zum Aufstehen zwischen fünf und sieben Uhr, also der Tagesanbruch. In diese Zeit fällt die günstigste Phase für die Ausscheidung, für die erste »Darm- und Blasenentleerung«. Da es draußen in der Regel noch recht ruhig ist und sich in der Nacht die Gefühle und Gedanken des vergangenen Tages beruhigt haben, wird Meditation in dieser Zeit meistens besser gelingen als zu anderen, bereits bewegteren Stunden. Wenn wir jetzt meditieren, können wir unser Qi auf natürliche Weise von innen her aufbauen und stärken und legen so ein gutes Fundament für den ganzen Tag.

7.00–9.00 Uhr: Frühstück und Aufbruch

Da das »Magen-Qi« jetzt besonders aktiv ist, kann das Frühstück in dieser Zeit am besten verarbeitet werden. Ohne Frühstück aus dem Haus zu gehen, ist aus dieser Sicht ziemlich unnatürlich. Vor allem für unsere Kinder sollte man auf die Einhaltung eines guten Frühstücks in dieser Zeit unbedingt achten. In diesen Stunden ist der Tätigkeitsdrang verstärkt. Das heißt, daß beispielsweise Gymnastik an der frischen Luft oder am offenen Fenster sinnvoll ist. Außerdem ist jetzt die meiste Energie und Lust zu spüren, sich dem neuen Tag mit seiner Arbeit zu widmen. Vielleicht können Sie zur Arbeit zu Fuß gehen, zumindest einen Teil der Wegstrecke, um dem Bewegungsdrang entgegenzukommen.

9.00–11.00 Uhr: Beste Arbeitszeit

Wir wissen, daß sehr viele Menschen schon um 8.00 Uhr oder sogar um 7.00 Uhr zu arbeiten beginnen und sich auch schon vorher auf den Weg zur Arbeit begeben. Die günstigste Zeit jedoch, um geistig ganz frisch zu sein, aufnahmefähig, konzentriert und leistungsfähig, ist aus der Sicht der TCM die Zeit ab 9.00 Uhr. Erst dann »geht es richtig los«, selbst wenn man schon vorher am Arbeitsplatz sein sollte. Im Zeitalter der Gleitzeit sollten Sie einige Wochen lang einmal den Zeitpunkt beobachten, an dem Sie und Ihr Arbeitgeber am meisten davon haben, wenn Sie Ihren Arbeitstag beginnen.

11.00–13.00 Uhr: Herzzeit

Die meisten Mittagspausen fallen in die Zeit zwischen 12.30 und 13.00 Uhr. Dabei ergeben sich oft Gespräche zwischen den Menschen, welche dem Bedürfnis der Kontaktfreudigkeit entsprechen, das nach der Auffassung der TCM jetzt besonders stark ist. Vorstellungsgespräche, Verkaufsgespräche und Personalgespräche – durchaus während des Essens, weil man mit leerem Magen eher zu kritisch wäre! – können nun aus Sicht des Bewerbers zu erfreulicheren Ergebnissen führen.

13.00–15.00 Uhr: Zwischenbilanz ziehen

In diese beiden Stunden fällt normalerweise ein energetischer Tiefpunkt des Organismus. Eigentlich wäre es gut, eine weitere Mittagspause zu machen. Das wird der Arbeitsablauf aber wohl meist nicht zulassen. Also sollte man in dieser Zeit eher ruhigere Arbeiten verrichten oder planen und vorbereiten, wie der weitere Arbeitstag verläuft, was noch unerledigt ist, was man mit neuen Kräften noch angehen will. Dinge, die viel Aufmerksamkeit und Frische erfordern – von einem selbst oder von Kollegen und Kunden –, sollten nicht unbedingt gerade in diesen Stunden eingeplant werden.

15.00–17.00 Uhr: Endspurt

Jetzt steigt die Leistungskurve noch einmal deutlich an, man hat wieder mehr Energie, das abzuschließen, was noch nicht geschafft ist. Und natürlich freut man sich um so mehr, wenn man den Arbeitstag nun beendet. Allerdings wartet auf die meisten Menschen (vor allem Frauen in der Doppelbelastung von Beruf und Familie) der Einkauf und die häuslichen Pflichten. Am besten wäre aus der Sicht der TCM, diese Stunden für den richtigen Abschluß des Arbeitstages zu nutzen: mit Aufräumen und Vorbereiten für den nächsten Tag. In der Zeit von 16.00 bis 17.00 Uhr könnte man einen Spaziergang machen, eine Teestunde einlegen und dabei vielleicht auch im persönlichen Miteinander mit Kollegen zu Gemeinsamkeiten finden.

17.00–19.00 Uhr: Ausklang

Man läßt sich fallen (wenn man sich nicht noch um Kinder und Abendessen kümmern muß), läßt los, atmet tiefer durch, streckt sich aus. Hier spüren viele Menschen eine gewisse Erschöpfung; jetzt findet ein Übergang statt von der aktiven in die passive Phase des 24-Stundentags. Für Eltern mit Kleinkindern ist die Phase von 17.00 bis 19.00 Uhr eine sehr gute Möglichkeit, sich ihren Kindern zu widmen, mit ihnen zu spielen und sich ganz auf sie einzulassen.

19.00–21.00 Uhr: Familienzeit

Am günstigsten wäre es, zu Beginn dieser beiden Stunden zu essen (falls das nicht vorher schon geschehen ist – 18.00 Uhr wäre noch besser!), und sich dann der Familie, dem Partner beziehungsweise der Partnerin zu widmen, sich über den vergangenen Tag liebevoll auszutauschen, mit älteren Kindern zu spielen, die Kinder ins Bett zu bringen und so fort. In diese Phase fällt der Übergang vom Tag zur Nacht, es wird dunkel, die aktiven Energien ziehen sich zurück. Man wird empfänglicher, auch für das Erleben von Meditation (wenn man noch nicht zu müde ist). Wenn man sich nun eine Zeitlang ausruht, kann man auch neue Kräfte schöpfen, falls der spätere Abend noch irgendwelche Tätigkeiten (Verein, Nachtarbeit) fordert.

21.00–23.00 Uhr: Entspannung und Einkehr

Ein Buch lesen, ruhige Musik hören, ein besinnliches Gespräch oder Eintragungen ins Tagebuch passen am besten in diese beiden Stunden. Manche Menschen entfalten in diesen Stunden neue Aktivität, was aber aus der Sicht der TCM eher kontraproduktiv ist. Denn durch aktive Tätigkeiten werden jetzt Energien stimuliert und verbraucht, die eigentlich ruhen und sich regenerieren sollten. Telefonate gehören eigentlich auch nicht mehr in diese Abendphase!

23.00–5.00 Uhr: Schlaf

Diese Zeit gehört dem gesunden, natürlichen Schlafbedürfnis. Die aktiven Energien sind zurückgezogen, die passiven nehmen neue Kräfte auf. Wer hohe Meditationserfahrungen sucht, wird möglicherweise die Zeit von 3.00 bis 5.00 Uhr als besonders geeignet erleben, sich in das innere Licht und das Leben der Seele einzulassen. Das gelingt jedoch vermutlich nur dann, wenn man wirklich zeitig ins Bett geht und außerdem eine komplette Anleitung und Führung für die Meditation erhalten hat.

Was bedeutet Schichtarbeit für den Organismus?

Menschen, die Schichtarbeit leisten und das vor allem nachts, machen ihre Arbeit (= Yang) in einer Yin-Zeit. Hier möchten wir empfehlen (wenn sich an dieser Zeiteinteilung eben nichts ändern läßt), die Yang-Kraft zu stärken. Das kann zum Beispiel durch spezielle Qi-Gong-Übungen erfolgen, durch entsprechende Bachblüten, Yang-Ernährung (wie in diesem Buch beschrieben), aber auch durch Urlaub in den Bergen (Yang-Kraft). Außerdem sollten diese Menschen die Yang-Zeit zwischen 15.00 und 17.00 Uhr dazu nutzen, Yang »zu tanken« – eben, wie gesagt, durch Übungen in dieser Zeit und durch Naturerleben oder eine sportliche Betätigung.

Zahlreiche Angaben in diesem Kapitel stammen aus unserem Buch »Tao der Bachblüten«, da sich die Basisinformationen über die Organuhr nicht verändern. Dieses Buch ist im Urania Verlag, CH-Neuhausen, erschienen (siehe auch Literaturhinweise).

10   Die Lehre von den fünf Elementen

Wahre Vollkommenheit scheint unvollkommen,
und ist doch ganz sie selbst.
Wahre Fülle scheint leer,
und ist doch völlig gegenwärtig.
»Tao te king«, Vers 44

Nach der chinesischen Anschauung treten in allen Erscheinungen des Kosmos fünf Elemente zutage: *Holz, Feuer, Erde, Metall* und *Wasser*. Diese fünf Elemente finden wir am Himmel und in den Jahreszeiten, bei Pflanzen, Tieren und Menschen. Diesen fünf Elementen liegt eine Gesetzmäßigkeit zugrunde, die auf ganz bestimmten Prinzipien beruht.

Die formlose, erste Schöpferkraft ist das Ursprungs-Qi. Dessen Manifestation in der Welt erfolgt zunächst in den beiden polaren Kräften Yin und Yang. Wenn sich diese Kräfte in Lebensformen der Welt weiter manifestieren, differenzieren sie sich über ihre grundsätzliche »Zweiteilung« und »Polarität« und »Ergänzung« hinaus in fünf Kräfte, nämlich die fünf Elemente.

In der TCM dient die Lehre von den Elementen dazu, daß wir die Qualität von Leben und Formen, von Bewußtsein, Gefühlen und Ereignissen, von Gesundheit und Krankheit einordnen können. So lassen sich Entsprechungen zu den Elementen etwa in den Jahreszeiten, Tagesrhythmen, Lebensabschnitten, Farben und Geschmacksrichtungen bestimmen.

Die fünf Elemente sind nun nicht statisch, sondern dynamisch.

Ähnlich wie beim Yin-Yang-Symbol das Dunkle einen Keim des Hellen und das Helle einen Keim des Dunklen bereits in sich tragen, verhält es sich auch hier. So, wie sich Yin über die Zeit in Yang verwandeln kann, und umgekehrt, verwandeln sich unter bestimmten Umständen auch die fünf Elemente ineinander.

Es gibt einen regelrechten Kreislauf der fünf Elemente, wie die nachfolgende Skizze zeigt. Aus Holz wird in seiner Wandlungsphase Feuer, aus Feuer wird Erde, und so weiter.

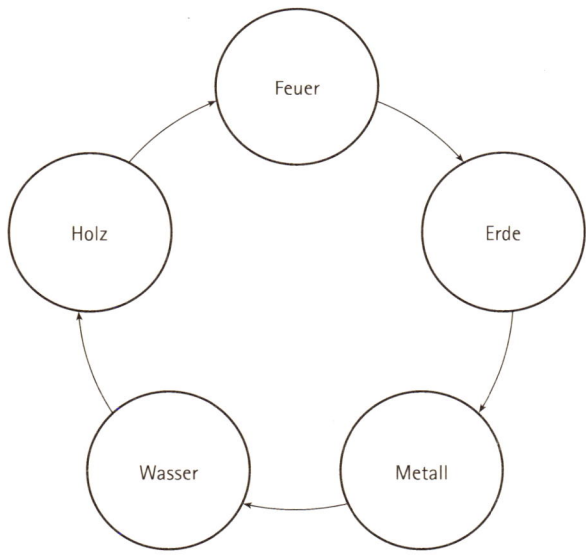

Die Lehre der fünf Elemente betont, daß in einem wirklich umfassenden Sinne Gesundheit nur dann bestehen beziehungsweise entstehen kann, wenn die Energien von Wandlungsphasen in angemessener Weise fließen können. Die Energien (Nahrungs-Qi, Abwehr-Qi etc.), die in den vorhergehenden Kapiteln behandelt wurden, können sich im Kreis solcher Wandlungsphasen bewegen, sei es in bezug auf einen Lebenszyklus, die Jahreszeiten, den Tagesablauf und so fort. Unser gesamtes Leben von der Geburt bis zum Tod kann in diesem Kreislauf unter dem Prinzip der fünf Elemente verstanden werden.

Eines der charakteristischen Merkmale der fünf Elemente ist die Fähigkeit, etwas Neues aus sich hervorzubringen; die TCM spricht davon, etwas »zu erzeugen«. Das Holz erzeugt das Feuer, das Feuer erzeugt die Erde, die Erde erzeugt das Metall, das Metall erzeugt das Wasser, und das Wasser erzeugt wiederum das Holz.

So erkennen wir in diesem Kreislauf, daß jedes Element zwei verschiedene Seiten aufweist: das eigene Hervorbringen oder Erzeugen aus sich, und das eigene Zustandekommen oder Erzeugtwerden. Die TCM nennt diese Beziehung der Elemente untereinander auch »Mutter« und »Sohn«. Das Holz ist also die »Mutter« des Feuers, das Feuer ist der »Sohn« des Holzes. Jedes Element gebiert, nährt und stimuliert das nächste: Holz stimuliert Feuer, Feuer stimuliert Erde, Erde stimuliert Metall, Metall stimuliert Wasser, Wasser stimuliert Holz.

Ein Merkmal der fünf Elemente ist also, daß sie sich gegenseitig hervorbringen und sich ineinander verwandeln können. Bei krankhaften Störungen der Elemente kommt es jedoch auch zu Hemmungen und manchmal sogar zur Zerstörung beziehungsweise Auflösung eines Elements. Wenn ein Element gehemmt oder sogar zerstört wird, hat das nachhaltige Rückwirkungen auf die anderen Elemente. In der TCM spricht man davon, daß jedes Element, wenn es in Disharmonie gerät, jeweils von einem anderen Element »kontrolliert« wird (siehe folgende Skizze).

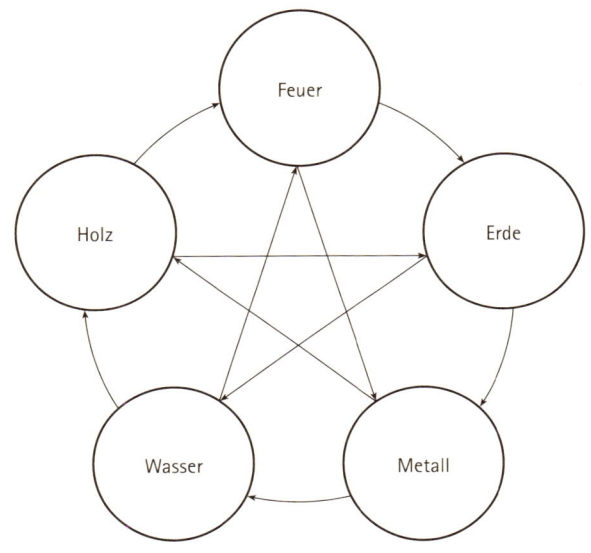

Holz kontrolliert Erde, Erde kontrolliert Wasser, Wasser kontrolliert Feuer, Feuer kontrolliert Metall, Metall kontrolliert Holz. Ist ein Element erkrankt, kann es sich gegen sein eigenes Kontrollelement auflehnen. Es kann jedoch auch das nächste Element, über welches es wachen und das es ernähren sollte, schädigen. Jedem dieser Elemente kommt die gleiche Wichtigkeit zu, und keines kann ohne das andere existieren. Die TCM macht es sich zur Aufgabe, den harmonischen Energiefluß der Elemente und ihre natürliche Wandlung zu fördern sowie Störungen auszugleichen beziehungsweise zu verhindern.

Die Wandlungsphasen sind eine Fortführung des Yin-Yang-Prinzips, das man durch die Beobachtung der Jahreszeiten erkannte. Im Frühjahr und im Frühsommer ist Yang, die aktive

Energie, sehr mächtig: Die Saat beginnt zu keimen, die Pflanzen wachsen zum Licht, die Blätter und die Blüten haben ihre maximale Kraft.

In der Übergangsphase vom Spätsommer zum Herbst und vom Herbst zum Winter sehen wir ein Stadium des Ausgleichs von Yang zu Yin: Die Blätter und Früchte fallen im Herbst, die aktiven Kräfte ziehen sich zu den Wurzeln zurück und konzentrieren sich dort.

Die stärkste Yin-Zeit fällt in den Winter, in dem sich die Kräfte vollständig zurückgezogen haben, um sich zu sammeln.

ZUORDNUNGEN VON LEBENSPHASEN ZU DEN FÜNF ELEMENTEN:

Geburt:	aktivstes Yang im Leben
Kleinkindzeit:	Yang
Kindphase:	Yang
Einschulung:	Yang
vor dem Teenageralter:	Yang
Pubertät/Teenager:	Yang
junger Erwachsener:	starkes Yang
Erwachsener:	Umschlag von Yang zu Yin
Mitte des Lebens:	Yin-Zuwachs
Reifezeit:	mehr Yin
Altersphase:	starkes Yin
Tod:	aktivstes Yin

Das Element Holz

Das Element Holz steht für den Frühling, für den Sonnenaufgang, die Geburt, das Wachstum und den Mut. Es gehört zu zwei wichtigen Organen, zum Yang-Organ Leber und zum Yin-Organ Gallenblase. Die entsprechende Jahreszeit ist der Frühling, die Farbe Grün. Bewegung und Spontaneität in der Kindheit entsprechen dem Element Holz.

Körperlich zugeordnet werden Augen, Nägel, Nerven, Muskeln und Sehnen sowie Gelenke. Zum Ausdruck kommt das Element Holz durch Schreien oder Rufen, sein Geschmack und Geruch ist sauer. Wind und Zugluft verschlechtern Beschwerden, es besteht die Neigung zu Erkältungskrankheiten. Die Maximalzeit von Holz ist von 23.00 bis 3.00 Uhr in der Nacht. Die Holz-Phase des Menschen, also die aktivste Holz-Zeit, ist die Geburt und die Entwicklung der Jugend, einschließlich der Zeit der Pubertät. Die dazugehörigen Emotionen sind Zorn, unterdrückter Ärger, Wut und Aggression.

Das Element Holz kann auch zum Wachstum eines Baumes in Beziehung gesetzt werden. Aus dem Samen keimt ein zarter Sprößling, der im Lauf der Jahre an Reife gewinnt und auch mit seinen Lebensringen und Kerben seine Erfahrungen und sein Wachstum zeigen kann. Er reicht einerseits zum Himmel und steht andererseits fest auf der Erde, er hat Äste, die mit Armen verglichen werden können. Er hat somit die Möglichkeit, sich auszurichten und sich durch Krümmung vor Stürmen und Witterungseinflüssen zu schützen. Gerade im Frühling zeigt uns der Baum durch den Zyklus vom Sprießen der jungen grünen Blätter das Kraftvolle an, das Aktive, die Lebendigkeit. Den ganzen Menschen kann man mit einem gesunden, kraftvollen Baum vergleichen. Ist er geerdet, steht er aufrecht und kann sich ausbreiten, entfalten und »grünen«, so fließt die Energie. Der funktionelle Kreislauf schwingt, und das Gefühl

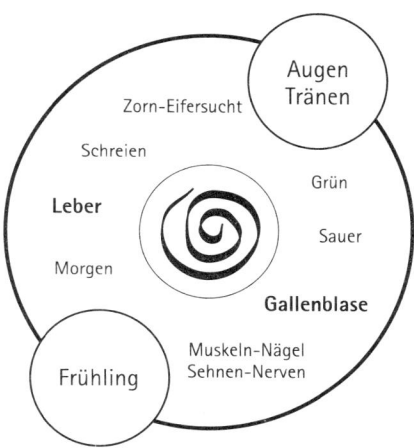

Augen
Tränen

Zorn-Eifersucht

Schreien

Grün

Leber

Sauer

Morgen

Gallenblase

Muskeln-Nägel
Sehnen-Nerven

Frühling

ist Vitalität und Frische. Ist er nicht geerdet, so zeigen sich leicht Verwirrtheit, Gleichgewichtsstörungen und Nervenschwäche. Was geschieht, wenn dieser »Menschenbaum« in gewissen Reifungsprozessen stagniert? Es können sich auf der körperlichen Ebene steife Gelenke, Muskelverspannungen bis hin zu Lähmungen und krampfartigen Schmerzen zeigen. Was geschieht, wenn der »Baum« nicht genug lebendige Nahrung oder kosmische Energien wie Licht und Sauerstoff bekommt? Dann hat der Mensch keine Stärke mehr, seine Energie stagniert, er ist nicht mehr anpassungsfähig. Seine Bewegungen sind eingeschränkt, die geistige Entwicklung und die Planung sind gehemmt. Einerseits ist die Leistungsfähigkeit eingeschränkt, andererseits kann sich jedoch auch eine übersteigerte Hektik zeigen.

In der TCM gilt der Funktionskreis Leber/Galle, der dem Element Holz entspricht, auch als »Heerführer«. Positive Eigenschaften sind Mut und Geistesgegenwart.

Die drei Monate des Frühlings nennt man beginnende Aktivität und freie Entfaltung.

Die Vereinigung von Himmel und Erde bringt neues Leben hervor, so können 10 000 Dinge aufblühen und sich entwickeln. Man soll zur Nacht ins Bett gehen und in der Morgendämmerung aufstehen.

Man soll den Hof mit großen Schritten durchschreiten, die Haare gelöst und völlig entspannt, um so seinen Lebenswillen auszudrücken. Leben gebären und nicht töten, geben und nicht wegnehmen, belohnen und nicht bestrafen, dies ist der richtige Weg, um im Einklang mit der Energie des Frühlings zu leben. Wer sich entgegen diesen Einflüssen verhält, wird seine Leber schädigen. Er wird im Sommer Kältekrankheiten bekommen, da nur wenig Energie für die Phase des Wachstums geblieben ist.

»Nei Jing Su Wen« 2. Kapitel

Das Element Feuer

Zum Element Feuer gehören vier Meridiane, die zwei Yang-Meridiane Dreifacherwärmer und Dünndarm sowie die beiden Yin-Meridiane Kreislauf und Herz. Die Maximalzeiten von Herz und Dünndarm sind von 11.00 bis 15.00 Uhr, die von Kreislauf und Dreifacherwärmer von 19.00 bis 23.00 Uhr. Die Feuer-Jahreszeit ist der Sommer, die Farbe ist Rot. Die zugeordneten Emotionen sind übermäßige Freude, Sinnesfreuden, übermäßige sexuelle Lust, Hektik, sich aufdrängen.

In der mentalen Energie wird die Persönlichkeitsstruktur nach außen gebracht. Auf der körperlichen Ebene ordnet die TCM die Gefäße, das Mittelohr, das Gesicht, die Zunge, den Mund und den bitteren Geschmack dem Element Feuer zu. Die seelischen Entsprechungen sind einerseits Lachen, anderer-

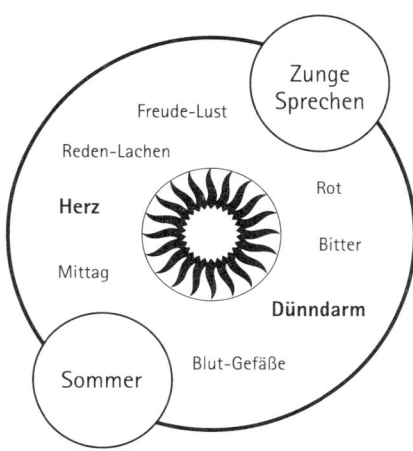

seits aber auch Enttäuschung bis hin zur Depression. Der Geruch ist wie verbrannt.

Das Feuer gibt Wärme ab. Wo kein Feuer ist, ist auch keine Energie. Feuer ist auch Aktivität. Das Feuer ist die aktivste Form der Energie, es zeigt sich in seiner Lebendigkeit, seinem wechselnden Farbenspiel. Das Feuer ist auch mit dem aktivsten Yang zu vergleichen, zum Beispiel mit der Sonnenkraft. Das Element Feuer ist im höchsten Sommer aktiv, in der Jahreszeit, in der alles zur höchsten Reife und Blüte kommt.

Ist das Element Feuer im Gleichgewicht, so haben wir eine gesunde Persönlichkeitsstruktur, das heißt, wir können das *Shen* oder unser Charisma nach außen bringen. Wir sind dann begeisterungsfähig, lebendig, sprühend, lebenslustig und lebensbejahend und voller Freude, liebenswürdig und humorvoll.

Solche Menschen tragen ihr Herz auf der Zunge. Aber auch die reife und die begeisternde Liebe kommt in diesem Element zum Ausdruck, sowohl partnerschaftlich-intim als auch mitmenschlich oder ganz universell. Menschen mit unterentwickeltem Feuerelement können sich und andere nicht wärmen. Dann zeigen sich gern Blockierungen in der physischen als auch in der seelischen Herz-Energie. Erlischt das Feuer immer mehr, so fühlt sich der Mensch innerlich leer. Er erstarrt, kühlt aus und ist blockiert.

Ist die Energie in diesem Element einseitig verteilt, fließt also zum Beispiel zuviel Yang-Energie im Oberkörper und vor allem im Kopf, so ergeben sich Schwierigkeiten bezüglich der Konzentration, Kopfdruck, rotes Gesicht oder Bluthochdruck. Diese körperlichen Blockaden im Kopfbereich sind mit seelisch-geistigen Entsprechungen des inneren Drucks zu vergleichen.

Die übernatürlichen Kräfte erzeugen Hitze im Himmel und Feuer auf der Erde. Sie erzeugen den Puls im Körper und Hitze in den Eingeweiden. Von den Farben erzeugen sie die rote Farbe, und sie geben der menschlichen Stimme die Fähigkeit, Freude auszudrücken. In Zeiten der Aufregung und des Wandels geben sie uns die Fähigkeit zur Trauer und zum Kummer. Von den Körperöffnungen erzeugen sie den Mund mit seinem Gaumen. Von den Geschmacksempfindungen erzeugen sie den bitteren Geschmack, und von den Gefühlserregungen erzeugen sie Glück und Freude.

»Nei Jing Su Wen«

Das Element Erde

Dem Funktionskreis Erde sind der Yang-Meridian Magen und der Yin-Meridian Milz/Pankreas zugeordnet, die Farbe ist Gelb und die Jahreszeit der Spätsommer. Der stimmliche Ausdruck von Erde ist Singen, der Geruch ist wohlriechend.

Der Mund und als Körperflüssigkeit der Speichel entsprechen dem Element Erde, weiterhin die Lebensmitte. Auch das, was man früher den »häuslichen Herd« nannte, die schützende und nährende Struktur der Kraft der Frau, welche der Familie Boden und Halt gab, gehört zum Element Erde.

Wir erhalten von der Mutter Erde unsere Nahrung, sie ist der Boden unter unseren Füßen, sie ist die Verbindung zur gesamten Welt und zum Universum. Die Fruchtbarkeit, der Reichtum und die Fülle sind mit der Erde verbunden. Sind wir standfest, so stehen wir mit beiden Füßen auf dem Boden und haben ein festes Fundament in diesem Leben.

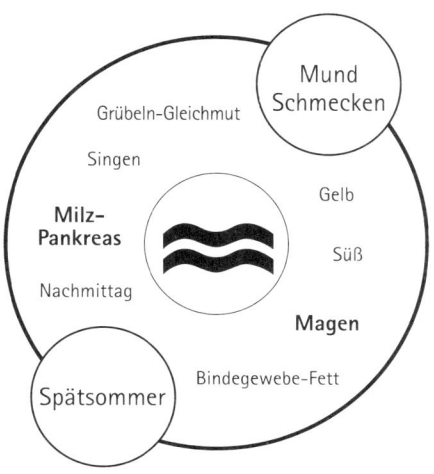

Das Element Erde nimmt unter den fünf Elementen, die zugleich Teil eines Funktionskreises und Zyklus sind, eine Sonderstellung ein, da sie die Quelle allen Lebens ist.

In der Literatur wird die Mutter Erde als Schoß beschrieben oder auch als Anfang und Ende im unendlichen Zyklus des Lebens. Von der Erde kommen die wahren Wurzeln des Lebens. Geerdet zu sein heißt, im beständigen Wechselspiel der Kräfte der Welt dennoch in der eigenen Mitte seines wahren Selbst zu leben. Aus unserem Zentrum heraus leben und geben wir unserem Dasein die Ordnung und die Energie – auf der körperlichen, der psychischen und der rein mentalen Ebene.

»Sich zu Hause fühlen« ist eine Umschreibung der Erdung in sich selbst, ausgeglichen und zentriert und doch in ständigen Wechselbeziehungen zu anderen Menschen und zum ganzen Kosmos.

Was geschieht, wenn die Erde krank geworden ist, wenn ein Mensch aus der Mitte geworfen wurde? Auf der körperlichen Ebene zeigen sich Heißhunger oder Appetitlosigkeit, Verdauungsstörungen mit oder ohne Durchfälle, Blähungen und Ödeme. Diese Menschen sind in dem gestörten Zustand entweder ständig voll oder sie werden niemals satt. Fettleibigkeit, aber auch Magersucht sind Signale für eine gestörte Aufnahme der Nahrung im stofflichen sowie im mentalen Bereich.

Solche Menschen bekamen in der Kindheit oft nicht genügend »Nahrung« im sozialen Bereich und sind dann noch im Erwachsenenalter hungrig nach »Nahrung«, meist in Form von Anerkennung und Liebe oder auch durch übermäßiges Essen. Eine übersteigerte Bemutterung kann auf der anderen Seite ebenfalls ein gestörtes Erde-Element anzeigen. Menschen, die keine Hilfe annehmen können oder auch Mangel an Mitgefühl haben, sind ebenfalls aus ihrer Mitte geraten.

Der ausgewogene Erde-Typ strebt nach Harmonie und Frieden im zwischenmenschlichen Bereich. Er stellt Beziehungen her und fügt Getrenntes wieder zusammen. Verständnisvoll und warmherzig kann sich dieser Mensch vom Erde-Typ in andere hineinversetzen und die helfende Hand anbieten. In den helfenden Berufen oder in karitativen Vereinigungen finden diese Menschen ihre Aufgaben.

Das Element Metall

Der entsprechende Yang-Meridian ist der Dickdarmmeridian, der Yin-Meridian die Lunge; Jahreszeit ist der Herbst, Himmelsrichtung ist Westen, das dazugehörige Klima ist Trockenheit, die Farbe ist Weiß, der Geschmack scharf. Die körperliche Entsprechung zum Metall-Element ist die Haut, die emotionale Entsprechung ist Trauer, der stimmliche Ausdruck ist das Weinen. Die Lebensphase ist das frühere Alter.

Die Energie beginnt, sich nach innen zu wenden. Wir finden den Vergleich zum Herbst mit dem Abfallen der Blätter, mit Stille und Abschied. Im Herbst ist auch die Zeit des Erntens und des Einbringens der Früchte des ganzen Jahres. Es ist eine Zeit der Vorsorge und des Schutzes für den Winter. Die Blätter an den Bäumen verfärben sich in lebenssprühenden Farben und kündigen so die Phase des Zyklus an, in dem alle Dinge sich zu schonen beginnen und Vorräte im Innern anlegen. Wir kennen die Redewendung vom »Herbst des Lebens«, welche uns das Gefühl des Wandels vermittelt, genauso wie die Blätter farbenprächtig werden und allmählich auf die Erde fallen.

Im Herbst entsteht oft ein starkes Bewußtsein vom Vergehen der Zeit und vom Älterwerden. Viele Menschen erleben in der Herbstzeit den Übergang und eine Traurigkeit oder eine Art Verzweiflung sowie ein Bemühen, noch nach Vergangenem zu greifen, um die Zeit anzuhalten – sei es auch nur für einen Augenblick. Somit ist der Herbst die Zeit, in der sich im Körper und auch äußerlich alle Kräfte zum Ernten zusammenziehen. Wie die Natur zieht auch der Körper seine Kräfte zurück, »bringt die Ernte ein«, also die Kraft nach innen. Die menschliche Natur bereitet sich dadurch auf die lange Winterzeit vor. Was geschieht aber, wenn der Mensch diese Kräfte nicht einbringen, nicht sammeln, nicht zur Ruhe bringen kann? Es gibt dann im sozialen Bereich Kontakt- und Kommunikationsprobleme. Das könnte zur Eigenbrötelei ausarten, oder durch Angst vor Enttäuschung könnte man andere nicht an sich heranlassen, oder durch Probleme des Loslassens werden manche Menschen zum »Antiquitätenhändler«, der sich mehr oder weniger auf das konzentriert, was er sammelt, und nicht mehr auf den Wert seiner Mitmenschen. Das Nichtloslassenkönnen kann sich dann auf verschiedene materielle Bereiche genauso auswirken wie auf Emotionen und Gedanken, auf Beziehungen und (vermeintliche) Kränkungen. Das entspräche dann auf der körperlich-gesundheitlichen Ebene einer Verstopfung. Weiter könnten Verhaltensweisen wie überdrehter

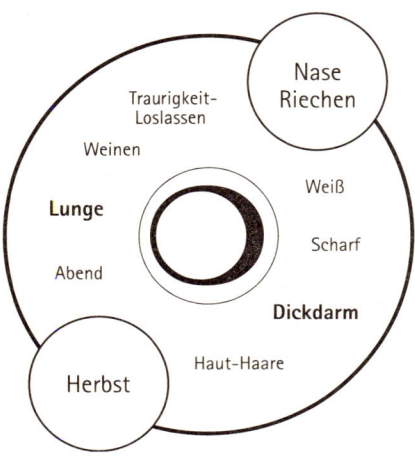

Geiz, Habsucht oder Sparticks auftreten und sich zum Muster verfestigen. Andererseits findet man unter gestörten Metall-Persönlichkeiten oft fanatische Anhänger dogmatischer Ideologien sowie kriegsverherrlichende Vorstellungen.

Da diese Menschen zudem häufig einen Mangel an Selbstwertgefühl haben, möchten Sie sich gern mit Edelmetallen wie Gold, Silber oder Platin und natürlich auch mit Edelsteinen schmücken. Diese üben eine wechselhafte Anziehungskraft auf solche Menschen aus. Stellen wir uns ein Juwel vor mit seiner kristallklaren Schönheit und seiner auch symbolischen Bedeutung, so sehen wir darin Ausdauer, Beständigkeit, Lebenserhaltung und Liebe. Das vermittelt uns ebenfalls ein Gefühl vom Wesen der Edelmetalle.

Man kann sich auch auf einen anderen Aspekt im Metall-Element konzentrieren, auf die Substanz von Strukturen und ihre Festigkeit. Die meisten der heutigen Gebäude sind auf ein Fundament aus Metall gegründet, zumindest enthalten alle Betonfundamente Metallarmierungen. Ohne das Metall-Element konnte man bislang auch nicht telefonieren oder fernsehen (mit der Ankunft der Informationsübertragung über Glasfaserleitungen wird das anders; allerdings sind nach wie vor die Satellitenübertragungen ohne Metalle nicht möglich). Moderne Transportmöglichkeiten ohne Metalle sind bislang kaum vorstellbar (Eisenbahn, Schiff, Auto, Flugzeug).

Metalle sind Substanzen, die in Leitungsnetze eingebaut werden; sie halten alles zusammen, helfen zu funktionieren. Das ist auch auf den Menschen übertragbar: Wenn in einem Menschen die Energie im Metall unausgeglichen ist, so sollte man an einen Wiederaufbau des »Leitungsnetzes« denken, der innerhalb von Körper, Geist und Seele alle Prozesse wieder in Verbindung setzt.

Beobachtungen haben ergeben, daß große Krieger und Staatsmänner, die langjährige Kriege geführt haben, an einem Metall-Tag, in einer Metall-Zeit und einem Metall-Jahr geboren sind; und sie haben oft dann auch in der Jahreszeit des Metalls, also im Herbst, ihre Kriege begonnen.

Das Element Wasser

Der Yang-Meridian ist die Blase und der Yin-Meridian ist die Niere. Die Jahreszeit des Winters, die Himmelsrichtung Norden, als Klima die Kälte, als Farbe Schwarz/Blau, die Emotion Angst, als stimmlicher Ausdruck das Stöhnen sind wichtige Entsprechungen zum Wasser-Element. Es wird den Knochen zugeordnet; außerdem entspricht es dem letzten Lebensabschnitt.

Wasser ist bekanntlich lebensnotwendig, siebzig Prozent des Körpers bestehen aus Wasser. Es ist unvorstellbar, daß Leben ohne Flüssigkeit erhalten werden kann. Unser Leben beginnt – betrachtet vom gesamten Lebenszyklus her – mit dem Element Holz und endet mit dem Element Wasser. So, wie eine Seereise mit dem Bau des Holzboots beginnt und seine Erfüllung auf dem Wasser findet.

Nach den Vorstellungen der TCM sind wir selbst das Element Wasser, denn wir haben ja auch im Inneren Flüsse mit Brücken und sogar ganze Meere, die Energie und Quelle des Lebens darstellen. Denken wir nur an den Blutfluß, an den weitverzweigten Strom mit all seinen Nebenflüssen oder an das lymphatische System mit seinen weiteren Wassernetzen im Körper, das unsere Körperfunktionen erhält und unterstützt, oder auch an das endokrine, also hormonelle Flüssigkeitssystem, oder an die Harnflüssigkeit. Denken wir an Flüssigkeiten wie Speichel, Tränen und Milchbildung. Sie alle werden indirekt oder direkt von diesem Wasser-Element beeinflußt.

Wenn das Wasser-Element nicht ausgeglichen ist, wenn also

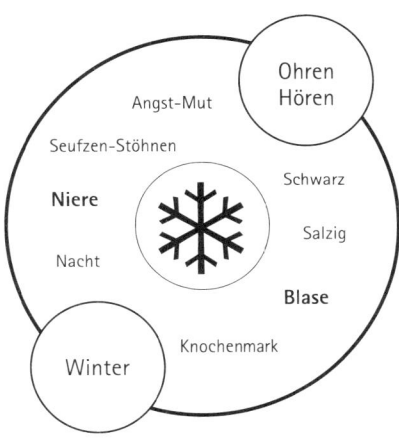

irgendein Aspekt des Fließens in Unordnung geraten ist, so treten Sprödigkeit der Gelenke auf, Trockenheit und Durst, häufiges oder seltenes Urinieren, oder es entstehen Verluste im Gedankenfluß und in der Gemütsbewegung. Es können auch Gefühle wie die des Überschwemmtseins oder der Angst auftauchen; Situationen können nicht bewältigt werden. Das sind Symptome, die dann die Körper-Geist-Seele, wie die Chinesen sagen, hervorbringen, und sie weisen auf ein Ungleichgewicht im Wasser hin.

Ein weiteres Bild des Wasser-Elements wäre ein klarer Gebirgsfluß, der einen weitläufigen eigenen Strom bildet. Bei Regenfällen schwillt der Fluß an, wird trübe und tritt über die Ufer. In Dürreperioden wird der Fluß weniger Wasser mit sich führen und nicht so mühelos fließen können. Geraten in diesen Fluß nun Äste oder Unrat, so ist das Strömen behindert. Wird der Unrat nicht fortgeschafft, so verliert der Fluß seine Fließeigenschaften, und das klare fließende Wasser wird trübe.

Dieses Bild kann man auch auf den menschlichen Körper

übertragen. Es entsteht dann eine Art Verstopfung im Blut-kreislauf oder ein sonstiger Qi-Stau. Es muß in diesem Fall nach den Ursachen gesucht werden, um solche Störungen wieder zu beseitigen.

Eine ausgeglichene Wasser-Symptomatik zeigt sich in Willensstärke, eindeutigem Handeln und Entschiedenheit. Sie zeigt sich auch in vorhandenen Kräften für Auseinandersetzungen, sie läßt Nichtzugehöriges beiseite und stützt damit wiederum einen guten Ablauf der Dinge. Eine im Grunde gestörte Wasser-Energie zeigt sich durch Unruhe und andere chronisch gestörte Energien, starke Zurückhaltung und Erschöpfung. Es fehlt dann oft die optimale Anpassung an eine jeweilige Situation oder das angemessene Reagieren.

Das Wasser-Element ist dem Winter zugeordnet, dieser ist auch eine Zeit der Klarheit. Die Kälte scheint die Atmosphäre und Umgebung zu durchdringen und teilt sich ihr mit. In ihren Winterschlaf versunken, geht sie in die Tiefe ihres Inneren und bewahrt und erhält ihre Kraft bis zum Frühjahr. Die Menschen haben im Winter das Bedürfnis, sich warm zu halten, einzukuscheln und somit auch selbst weniger Energie zu verbrauchen. Jetzt ist keine Zeit für überflüssige Aktivitäten, für Übertreibungen und Ausschweifungen.

Schnee – auch ein Symbol des Winters – besitzt einen kristallklaren eigenen Aufbau: schön, vollkommen und ganz. Der Schnee kann die Erde bedecken und beschützt die gesamte Lebensessenz, die die Witterung im Frühling zu neuem Leben erweckt. Auf den Menschen und seine Gesundheit bezogen, bewahrt die Wasser-Qualität des Winters unsere eigenen Reserven, und der Mensch sollte vor allem in dieser Zeit sehr sparsam mit seinem Energiehaushalt umgehen.

Bei einem Ungleichgewicht in diesem Element ist man dieser Jahreszeit dann nicht mehr gewachsen, das heißt, die Kälte kann sich sehr tief im Organismus festsetzen. Das kann sich wiederum an Kälteerkrankungen wie Gelenk-, Knochen- und Zahnbeschwerden zeigen. Deshalb ist es wichtig, daß man sich auch im Winter an die Ernährung der TCM hält, die vor allem auf den Ausgleich der Wärme gerichtet ist.

Die folgenden Tabellen sollen die fünf Elemente noch einmal veranschaulichen.

HOLZ

Entwicklungsstadium	Geburt
Jahreszeit	Frühling
Tageszeit	Morgen
Klimatische Einflüsse	Wind
Himmelsrichtung	Osten
Farbe	Grün
Körperorgan	Leber
Hohlorgan	Gallenblase
Sinnesorgan	Augen
Körperflüssigkeit	Galle/Tränen
Gewebe	Muskeln/Nägel/Sehnen/Nerven
Zähne	Eckzähne
Mentale Ebene	Seele/Instinkt
Emotionale Ebene	Zorn/Eifersucht
Stimmausdruck	Schreien
Benehmen	Umarmen
Geruch	ranzig
Geschmack	sauer
Gemüse	schnell wachsende, grüne Gemüse
Getreide	Weizen, Hafer

FEUER

Entwicklungsstadium	Heranwachsen
Jahreszeit	Sommer
Tageszeit	Mittag
Klimatische Einflüsse	Hitze
Himmelsrichtung	Süden
Farbe	Rot
Körperorgan	Herz
Hohlorgan	Dünndarm
Sinnesorgan	Zunge (Sprechen)
Körperflüssigkeit	Blut/Schweiß
Gewebe	(Blut-)Gefäße
Zähne	Mahlzähne (dritte oben und unten)
Mentale Ebene	geistiges Bewußtsein
Emotionale Ebene	Freude/Lust
Stimmausdruck	Reden/Lachen
Benehmen	sich bewegen
Geruch	verbrannt
Geschmack	bitter
Gemüse	rote Pflanzen und Blüten
Getreide	rote Hirse

ERDE

Entwicklungsstadium	Transformation (als Erwachsener)
Jahreszeit	Spätsommer
	(und zwischen den Jahreszeiten)
Tageszeit	Nachmittag
Klimatische Einflüsse	Feuchtigkeit
Himmelsrichtung	Mitte/Zentrum
Farbe	Gelb
Körperorgan	Milz/Pankreas (Bauchspeicheldrüse)
Hohlorgan	Magen
Sinnesorgan	Mund (Schmecken)
Körperflüssigkeit	Speichel/Lymphe
Gewebe	Bindegewebe/Fett
Zähne	Backenzähne
Mentale Ebene	Ideen/Inspiration
Emotionale Ebene	Grübeln/Gleichmut
Stimmausdruck	Singen
Benehmen	Aufstoßen
Geruch	süßlich duftend
Geschmack	süß
Gemüse	runde gelbe Sorten, Knollen
Getreide	Mais, Süßreis, gelbe Hirse

METALL

Entwicklungsstadium	Rückbildung/Rückzug
Jahreszeit	Herbst
Tageszeit	Abend
Klimatische Einflüsse	Trockenheit
Himmelsrichtung	Westen
Farbe	Weiß
Körperorgan	Lunge
Hohlorgan	Dickdarm
Sinnesorgan	Nase
Körperflüssigkeit	Nasenschleim
Gewebe	Haut/Haare
Zähne	Mahlzähne (zweite oben und unten)
Mentale Ebene	Innenwendung, Einkehr
Emotionale Ebene	Traurigkeit/Loslassen
Stimmausdruck	Weinen
Benehmen	Husten
Geruch	wie rohes Fleisch
Geschmack	scharf
Gemüse	weiße Wurzelgemüse
Getreide	Reis, Gerste

WASSER

Entwicklungsstadium	Stillstand/Tod/Ablösung
Jahreszeit	Winter
Tageszeit	Nacht
Klimatische Einflüsse	Kälte
Himmelsrichtung	Norden
Farbe	Schwarz
Körperorgan	Niere
Hohlorgan	Blase
Sinnesorgan	Ohren
Körperflüssigkeit	Schleimauswurf
Gewebe	Knochen/Knochenmark
Zähne	Schneidezähne
Mentale Ebene	Willenskraft
Emotionale Ebene	Angst/Mut
Stimmausdruck	Seufzen/Stöhnen
Benehmen	Zittern
Geruch	verfault
Geschmack	salzig
Gemüse	gelagertes Gemüse/Algen
Getreide	Hülsenfrüchte (und Nüsse)

Die »antiken Punkte«

Auf jedem Meridian befinden sich jeweils fünf »antike Punkte«. Das sind die Orte auf dem jeweiligen Meridian, an denen die fünf Elemente Holz, Feuer, Erde, Metall und Wasser den stärksten »Durchlauf« haben. Das bedeutet, daß die Energie des betreffenden Elements an diesem Punkt oder Ort am stärksten fließt.

Die »antiken Punkte« wirken auch direkt auf die Energie des Menschen. Sie stehen jeweils in enger Beziehung zu den Jahreszeiten – jede Jahreszeit entspricht einem »antiken Punkt«. Die »antiken Punkte« finden wir zwischen dem Ellenbogen und den Fingern sowie zwischen den Zehen und den Kniegelenken, sowohl auf den Yin-, als auch auf den Yang-Meridianen. Wir können bei den »antiken Punkten« eine energetische und eine jahreszeitliche Funktion unterscheiden. Die Namen der einzelnen Punkte sind:

1. antiker Punkt	*Ting:* Brunnen-Punkt
2. antiker Punkt	*Yong:* Quellen-Punkt
3. antiker Punkt	*Yu-Yunn:* Bach-Punkt
4. antiker Punkt	*King:* Fluß-Punkt
5. antiker Punkt	*Ho:* Meer-Punkt

Yin-Meridiane und ihre Entsprechung zu den »antiken Punkten«:

ANTIKER PUNKT	ELEMENT	JAHRESZEIT	MERIDIANE	KOSMISCHE ENERGIE
Ting	Holz	Frühling	Leber	Wind
Yong	Feuer	Sommer	Herz	Hitze
Yu-Yunn	Erde	Spätsommer	Milz/ Pankreas	Feuchtigkeit
King	Metall	Herbst	Lunge	Trockenheit
Ho	Wasser	Winter	Niere	Kälte

Yang-Meridiane und ihre Entsprechung zu den »antiken Punkten«:

ANTIKER PUNKT	ELEMENT	JAHRESZEIT	MERIDIANE	KOSMISCHE ENERGIE
Ting	Metall	Herbst	Dickdarm	Trockenheit
Yong	Wasser	Winter	Blase	Kälte
Yu-Yunn	Holz	Frühling	Gallenblase	Wind
King	Feuer	Sommer	Dünndarm/ Dreifacherwärmer	Hitze
Ho	Erde	Spätsommer	Magen	Feuchtigkeit

Diese jahreszeitliche Zuordnung sollte bei einer Selbstbehandlung durch Massage oder bei der Moxibustion berücksichtigt werden. Es soll an dieser Stelle noch einmal betont werden, daß es kein absolutes Yang und auch kein absolutes Yin gibt. Wichtig ist vielmehr immer der Maximaldurchlauf und die

Maximalzeit an den entsprechenden Punkten und bei der Behandlung bestimmter Punkte deren Zuordnung zu Funktionen.

Ting bedeutet die Quelle oder der Brunnen, der das Wasser aufnimmt. Dieser Punkt wird gerne behandelt, um Stauungen und Blockaden in den Meridianen zu beseitigen.

Yong kann man auch mit einem Bach vergleichen, der die Kraft eines weiterfließenden Baches in sich trägt. Durch die Behandlung an diesem Punkt kann Hitze oder Kälte reguliert werden, je nach Zuordnung zum Yin- oder Yang-Meridian (siehe Übersicht S. 151). Gleichzeitig wird hier auch der Energiestrom im betreffenden Meridian beschleunigt.

Yu-Yunn wird mit einem Wasserweg verglichen, auf dem sich kleinere Wasserfahrzeuge wie Schiffchen oder Kähne bewegen. An dieser Stelle können bioklimatische Energien in den Organismus und von hier aus in den tieferen Verlauf des Meridians eindringen. Wird dieser Punkt behandelt, so wird das Eindringen solcher Störenergien verhindert und gleichzeitig die Abwehrenergie aus dem Umfeld herangezogen.

King wird mit einem Umschlagplatz verglichen oder auch mit einer Wegverzweigung. Hier kann ebenfalls eingedrungene pathogene Energie aus der Umgebung ausgeleitet werden.

Ho beschreibt die Vereinigung von Energien. An diesem Punkt können tieferliegende Energien mit der oberflächlichen Energie zusammengeführt werden. Durch Behandlung an diesem Punkt wird der tiefere Verlauf des Meridians beeinflußt. Pathogene, also krankmachende Energien können hier zurückgehalten werden, bevor sie sich im betreffenden Organ oder in den Knochen und Sehnen der Umgebung festsetzen.

Um die »antiken Punkte« anschaulich zu machen, bedient man sich in der TCM des Bildes des Wassers, das im Kreislauf von der Kraft der Quelle über verschiedene Stationen bis zum großen Fluß und zum Meer reicht.

YIN-MERIDIAN	ENTSPRE-CHUNG ELEMENTE	TING HOLZ	YONG FEUER	YU YUNN ERDE	KING METALL	HO WASSER
Lunge	Metall	Lu 11	Lu 10	Lu 9	Lu 8	Lu 5
Milz/ Pankreas	Erde	MP 1	MP 2	MP 3	MP 5	MP 9
Herz	Feuer	He 9	He 8	He 7	He 4	He 3
Nieren	Wasser	Ni 1	Ni 2	Ni 3	Ni 7	Ni 10
Leber	Holz	Le 1	Le 2	Le 3	Le 4	Le 8
Meister des Herzens Ks	Feuer	Ks 9	Ks 8	Ks 7	Ks 5	Ks 3

YIN-MERIDIAN	ENTSPRE-CHUNG ELEMENTE	TING HOLZ	YONG FEUER	YU YUNN ERDE	KING METALL	HO WASSER
Dickdarm	Metall	D 1	D 2	D 3	D 5	D 11
Magen	Erde	Ma 45	Ma 44	Ma 43	Ma 41	Ma 36
Dünndarm	Feuer	Dü 1	Dü 2	Dü 3	Dü 5	Dü 8
Blase	Wasser	Bl 67	Bl 66	Bl 65	Bl 60	Bl 40
Gallenblase	Holz	Gbl 44	Gbl 43	Gbl 41	Gbl 38	Gbl 34
Dreifach-erwärmer	Feuer	3E 1	3E 2	3E 3	3E 6	3E 10

11   Das Tao von Nahrung und Luft

Das Tao wird auch die Große Mutter genannt:
leer und doch unerschöpflich
bringt es unendliche Weiten hervor.
Es ist immer in dir vorhanden.
Du kannst es gebrauchen, wie du willst.

»Tao te king«, Vers 6

Nahrung und Luft sind offensichtlich die notwendigen Voraussetzungen für das Leben. Ohne die Atmung können wir Menschen nicht leben, ohne Trinken und Essen ebenfalls nicht. Die TCM hat eine ganz eigene Auffassung zum Thema Nahrung und Luft, die hier knapp dargestellt werden soll. Was konkrete Ernährungsvorschläge betrifft, so können und wollen wir an dieser Stelle nicht die vielen Lebensmittel-Informationen und Rezepte nach den fünf Elementen anbieten. Das muß speziellen Kochbüchern vorbehalten bleiben (auf zwei Titel weisen wir im Anhang hin). Statt dessen möchten wir Ihnen hier gern das Verständnis für die Grundprinzipien der Atmung und Ernährung nach den Lehren der TCM nahebringen.
Die richtige Versorgung mit Luft ist auch – unausgesprochen – Teil des Qi-Gong, das im nächsten Kapitel behandelt wird.

Die Funktion des geheimnisvollen »Dreifacherwärmers«

Für die gesamte Energieproduktion und für das Umsetzen der Nahrung in Yin- und Yang-Energie ist der sogenannte Dreifacherwärmer verantwortlich. Er ist an der Blutbildung beteiligt. Er ist in drei Zonen aufgeteilt; man spricht vom oberen, mittleren und unteren Dreifacherwärmer.

Zone 1: Atmungstrakt
Zone 2: Verdauung
Zone 3: Urogenitaltrakt

Der Dreifacherwärmer ist ein »Sonderorgan«, das die westliche Medizin nicht kennt. Nach Ansicht der TCM hat er eine besonders wichtige Aufgabe bei der Energieaufnahme, -umwandlung und -weiterleitung von Luft und Nahrung. Die Zusammenhänge sind so komplex, daß sie hier nur sehr stark vereinfacht angesprochen werden können.

Die Verdauung der Nahrung beginnt bekanntlich im Mund. Nahrungsenergie wird bereits hier aufgenommen. Deshalb ist das gründliche Kauen so wichtig. Im Magen wird der Nahrungsbrei unter Mitwirkung des oberen Erwärmers zur Energiegewinnung zusammengeführt. Im mittleren Erwärmer am Magengrund und am unteren Erwärmer am Magenausgang werden dann diese Prozesse wieder weitergeleitet. Diese Stellen sind später oft Herde von Magenerkrankungen. Der gesamte Dreifacherwärmer wird für die Umwandlung und Bereitstellung des Nahrungsbreis in Energie von der Niere aus mit Yang-Energie versorgt. Das Herz gibt ebenfalls Yang-Energie dazu – das Herz ist bekanntlich das stärkste Feuer und wirkt somit auf den Nahrungsbrei, um Energie zu bilden.

Aus diesem Nahrungsbrei werden dann im Verlauf eines energetischen Prozesses Energien weitergeleitet: zunächst zum Milz/Pankreas-Funktionskreis, wo Körperflüssigkeiten gebildet werden. Weiter leitet Milz/Pankreas dann Farben und Geschmäcker an die jeweiligen Organe weiter – zum Beispiel grün und sauer an die Leber, bitter und rot zu Herz und Kreislauf, zur Lunge das Scharfe und die Farbe Weiß, zu

Niere/Blase die Farbe Schwarz/Blau und den salzigen Geschmack etc. (siehe auch Tabellen im zehnten Kapitel).

Die reine Energie fließt dann wiederum zurück in den oberen Erwärmer, gelangt in die Lunge und vereinigt sich wieder mit der kosmischen Atmungsenergie. Dort wandelt sie sich in eine Art Aufbauenergie um, die den Organismus erhält.

Ernährungshinweise nach der Fünf-Elemente-Lehre

Kommen wir nun zu einfachen Hinweisen bezüglich einer Ernährung, die dem Tao gemäß ist. Wir stellen hier nur vegetarische Alternativen vor, da sich diese Form der Ernährung sowohl naturwissenschaftlich (siehe u. a. Langzeituntersuchungen der Universität Heidelberg) als am gesündesten erwiesen hat, aber auch aus ethischen, sozialen, ökologischen und karmischen Gründen die beste Form der Ernährung ist. Wir müssen uns mit schematischen Hinweisen begnügen, weil das Thema allein ein ganzes Buch erfordert.

In der TCM stehen die Harmonie und der Fluß von Energien im Mittelpunkt. Yin und Yang sollen ausgewogen sein, übermäßige Kälte oder Hitze sollen ausgeglichen werden. Das kann man im Alltag über die Ernährung recht gut selbst erreichen, wenn man festgestellt hat, ob Wärme oder Kühle überwiegen, beziehungsweise welche Energie man mehr und welche man weniger braucht. Die folgende Übersicht gibt praktische Hilfen.

Kalte Energie
Gemüse: Mungobohnensprossen
Obst: Bananen, Melonen, Pampelmusen, Maulbeerfrucht, Birnen
Sonstiges: Salz, Vitamin C, weißer Zucker, Kürbiskerne

Kühlende Energie

Getreide: Reis, Weizen, Hirse, Gerste

Gemüse: Spargel, Brokkoli, Kohl, Möhren, Blumenkohl, Mais, Gurken, Endivien, Kartoffeln, Tomaten, Spinat, Zucchini, Sojabohnensprossen, Auberginen, Sellerie, Rüben

Obst: Äpfel, Pfirsiche, Aprikosen, Zitronen, Apfelsinen

Sonstiges: Tee, Mungobohnen, Sojabohnen, Tofu

Kräuter/Gewürze: Minze, Cilantro

Neutrale Energie

Getreide: Roggen, brauner Reis, Buchweizen, Maismehl

Gemüse: Salat, Süßkartoffeln, Shitake-Pilze, Erbsen

Obst: Mango, Papaya, Feigen

Sonstiges: Honig, Oliven, Petersilie, Mandeln, Sonnenblumenkerne, Erdnüsse, Gerstenmalz, Reismalz

Warme Energie

Getreide: Hafer, Weizenkleie, Weizenkeime, süßer Reis

Gemüse: Grüne Bohnen, Grünkohl, Lauch, Paprika, Zwiebeln, Pastinaken, Linsen, schwarze Bohnen

Obst: Erdbeeren, Weintrauben, Kirschen, Himbeeren, Pflaumen, Ananas, getrocknete Papaya, Kokosnuß, Tangerinen

Sonstiges: Walnüsse, Pinienkerne, Eßkastanien, brauner Zukker, Molasse, Kaffee, Wein, Reisessig

Kräuter/Gewürze: Anis, Basilikum, Kardamom, Nelken, Koriander, Fenchel, frischer Ingwer, Ginseng

Heiße Energie

Kräuter/Gewürze: Knoblauch, schwarzer Pfeffer, Zimt, getrockneter Ingwer

12 Das Tao der Bewegung: Qi Gong

Schau nach dem Tao und du kannst es nicht sehen,
höre darauf und du kannst es nicht hören,
greife danach und du kannst es nicht erlangen.
Komme zum Tao und du findest keinen Anfang,
folge ihm und du findest kein Ende.

»Tao te king«, Vers 14

Herkunft und Entwicklung des Qi Gong

Wie die gesamte TCM baut das Qi Gong auf Kenntnisse und Erfahrungen auf, die schon mehrere tausend Jahre alt sind. Schon damals erkannten die Chinesen, daß sie sich mit dieser Art von Übungen leistungsfähig erhalten, ihre Abwehrkräfte stärken und somit gesund und vital den Lebensabend erleben könnten. In China wird folgende Geschichte erzählt, die sich vor viertausend Jahren ereignet haben soll:
»Nach langen Regenfällen, die den Tag zur Nacht machten, so daß hell und dunkel nicht mehr zu unterscheiden waren, veränderte sich die Stimmung im Volk. Die Menschen verrichteten die Arbeit lustlos, ihre Gedanken wurden trübe, die Kraft schwand dahin. Sie wurden gebrechlich und erkrankten schnell. Da erfand der legendäre Herrscher Yao einen Tanz, damit sich die Leute bewegten, ihre Betrübnis verlor sich, und ihre Vitalität und ihre Lebensfreude kamen zurück.«
Aus diesem Tanz sei, so erzählt man sich, das Qi Gong

entstanden. Jedoch gab es zu dieser Zeit den Begriff Qi Gong noch nicht. Die Menschen nannten ihre Praktiken »Übungen zur Lebenspflege und Verlängerung des Lebens«.

Aufzeichnungen von diesen ersten Anfängen gibt es nicht, da solches Wissen nur von Meistern und Lehrern mündlich an ihre Schüler weitergegeben wurde. Zum Teil handelt es sich auch um geheime Übungen, die nur für auserwählte Personen bestimmt waren, wie zum Beispiel die geheimen »Verjüngungskuren des Kaisers Hui Chun Gong«.

Die taoistischen und buddhistischen Klöster sind eigentlich die offiziellen Geburtsstätten dieser Übungen zur Gesunderhaltung. Die Menschen widmeten sich hier viele Stunden am Tag der Konzentration und der Meditation.

Im Laufe der Zeit spürten einige Fortgeschrittene, daß während der Meditationsübungen bestimmte Punkte am Körper plötzlich vibrierten und sich erwärmten. Mit Eigenerkenntnis und sorgfältiger Arbeit bestimmten sie Linien und Bahnen am Körper, die sie Meridiane nannten. Diesen Meridianen konnten sie die in ihrer Eigenerfahrung erfühlten Punkte zuordnen. Die Meridiane und die zugehörigen Meridianpunkte waren somit entdeckt.

Diese Punkte, so fanden sie später heraus, konnten sie nicht nur von außen durch bestimmte spitze Gegenstände aktivieren, um eine Heilwirkung zu erreichen, sondern auch mit der eigenen, gezielten und konzentrierten Aufmerksamkeit in Verbindung mit bestimmten Bewegungen.

Die ersten Aufzeichnungen wurden bei Ausgrabungen im Jahre 476 v. Chr. gefunden. Auf einem Jadestab mit zwölf Flächen stand folgendes:

»Wenn man tief atmet, wird das Qi vermehrt, wenn man Qi in sich führen und nach Belieben leiten kann, wird es ruhig und kraftvoll. Beim Ausatmen steigt es kraftvoll nach oben bis zum Gipfel. Es wird Kontakt aufnehmen zum Himmel und zum

Erdgeheimnis. Wenn man nach diesem Gesetz übt, wird man lange leben.«

Von 220 n. Chr. stammen die ersten systematisch zusammengefaßten Schriften. Ein bekannter Arzt aus dieser Zeit schrieb Abhandlungen über Tierbewegungen. Er stellte fest, daß Nachahmungen der Bewegungen wie beispielsweise des Bären, des Affen, des Hirsches die Gesundheit unterstützten und bei bestimmten Krankheiten Heilung brachten.

Über die Jahrhunderte hinweg entstanden unzählige und unterschiedliche Qi-Gong-Schulen und -Formen. Durch die politische Entwicklung wurde im 20. Jahrhundert das Qi Gong verdrängt, es wurde zeitweise sogar unter Androhung von Strafe verboten. Insgesamt wurde die Traditionelle Chinesische Medizin oft als Aberglaube hingestellt.

Unter Mao tse-Tung wurden die TCM und die westliche Medizin vereinigt, und ab diesem Zeitpunkt konnte das Qi Gong zur Gesundheitsvorbeugung wieder praktiziert werden. In der sogenannten »Kulturrevolution« von 1966 bis 1976 wurde Qi Gong als antirevolutionär angeprangert, so daß sich die Menschen mit der (öffentlichen) Ausführung von Übungen zurückhielten. Nach dem Tod Maos tauchten bis dahin im verborgenen wirkende Qi-Gong-Meister wieder auf und förderten Hinwendung zu diesen traditionellen Übungen.

Da sich vor allem ältere Menschen auf die erprobten Methoden wie Akupunktur und Qi Gong wieder besannen, war die neue Regierung einsichtig – denn immerhin führten diese Übungen zu einer verbesserten Volksgesundheit und einer längeren Leistungsfähigkeit der Menschen. Die Regierung unterstützte staatlich geführte Qi-Gong-Ausbildungs- und -Forschungszentren. Es entstanden außerdem sehr viele Selbsthilfegruppen, die von Laien geleitet wurden.

In etlichen chinesischen Krankenhäusern gibt es eigene Qi-

Gong-Abteilungen, in denen die Patienten diese Übungsweise erlernen, um ihre Krankheit positiv zu beeinflussen oder gar zu heilen. In speziellen Qi-Gong-Kliniken (unseren Kurkliniken vergleichbar) werden zur Erhaltung und Wiederherstellung der Gesundheit die Patienten zu Qi-Gong-Übungen angeleitet sowie über gesunde Lebensweise unterrichtet.

Im heutigen China praktizieren viele Millionen Menschen täglich unterschiedliche Qi-Gong-Formen – morgendliche Übungen werden im Park, im Schulhof oder auf dem Werksgelände angeboten. Diese Übungen sind aus dem Alltag nicht mehr wegzudenken.

Was ist Qi Gong?

Der Name Qi Gong besteht aus den beiden Worten Qi (oder Chi) und Gong. Qi ist die Antriebskraft aller physiologischen Funktionen. Es ist eine in bestimmten Bahnen unseres Körpers (den Meridianen) fließende Energie. Es ist das Elementarste in der Welt, ohne Qi ist kein Leben möglich. Es ist überall – in der Atemluft, in den Nahrungsmitteln, im Menschen selbst. Qi ist die Grundlage allen körperlichen Lebens. Qi ist die Lebenskraft oder Lebensenergie, die alle Funktionen erhält, den Organismus wärmt und ernährt.

Das Wort Gong hat mehrere Bedeutungen:

- verdienstvolle Handlung
- Methode, Übung
- Arbeit in der Physik
- Erfolg

Übersetzt heißt Qi Gong also »Arbeiten mit dem Qi« oder »Üben mit dem Qi«.

Qi Gong gibt uns somit die Fähigkeit, das Qi zu beeinflussen.

Alle Übungen und Techniken dienen dazu, das Qi zu aktivieren und in Fluß zu bringen. Denn wenn das Qi in Harmonie fließt, ist der Mensch gesund und leistungsfähig. Umgekehrt fühlt sich der Mensch bei gestautem oder zuwenig Qi unwohl oder krank.

Qi Gong heißt also »Arbeiten am Qi, um das körperliche und seelische Gleichgewicht zu erlangen«. In dieser Selbstheilungsmethode werden Körper und Entspannungsübungen, kontrollierte Atmung und Meditation miteinander verbunden. Wichtig ist die Gedankenkontrolle, um das Qi zu führen und in Fluß zu bringen. Somit ist Qi Gong eine Technik, die eine aktive Verbindung von gezielter Atmung mit körperlichen Bewegungen und dem Potential der geistigen Kraft schafft.

QI GONG BESTEHT AUS DREI GRUNDPFEILERN:
- Bewegung
- Atmung
- Konzentration (Gedankenkontrolle)

Bewegung:
Für die Übungen des Qi Gong ist die richtige Körperhaltung Voraussetzung, um das richtige Verhältnis zwischen Anspannung und Entspannung zu erreichen. Qi Gong kann im Sitzen, Liegen oder Stehen geübt werden.

Atmung:
Die Atmung hat eine zentrale Stellung beim Qi Gong. Sie sorgt für das Abgeben von verbrauchtem Qi und die gleichzeitige Aufnahme von frischem Qi aus der Atemluft. Dieser Austausch kann nicht nur über die Lungenatmung, sondern auch über Akupunkturpunkte an der Hautoberfläche erfolgen. Die Leh-

ren des Qi Gong kennen mehrere Techniken der Atmung, um dies zu erreichen: *die Lungenatmung, die Bauchatmung, die Gegenbauchatmung.*

Konzentration:

Die Aufmerksamkeit sollte entweder auf den Körper, seine Bewegungen und den Atem oder auf die Beobachtung der Bewegung des Qi gerichtet sein.

Dabei können sich körperliche Empfindungen wie Wärme- und Kältegefühl oder Kribbeln, Jucken oder sonstige Wahrnehmungen einstellen. Unterstützt werden diese Übungen durch autosuggestive Vorstellungen vom Aufenthalt in der Natur, vom Einatmen frischer Luft in völliger Sorglosigkeit und ähnliches. Wichtig ist die gefühlsmäßig positive Einstellung zu der jeweiligen Übung.

Begleitende Namen der Übungen wie zum Beispiel »Der Sonne zum Aufgang verhelfen« werden verinnerlicht, indem man sich das geistige Bild einer aufgehenden Sonne vorstellt, welches der Übende mit beiden Händen dabei unterstützt.

Die drei Grundpfeiler des Qi Gong stehen in ständiger Wechselwirkung:

- Die richtige Körperhaltung ist von Bedeutung, um durch Körperbewegungen wie Dehnung des Brustkorbs und des Zwerchfells ein optimales Atmen zu ermöglichen.
- Durch gezielte Atemtechnik können wir den Körper entspannen, so daß das Qi leichter fließen kann.
- Um jedoch die korrekte Körperhaltung und die Bewegungen sowie die optimale Atemtechnik zu erspüren, brauchen wir die Konzentration der Gedanken und unsere Vorstellungskraft.

Wie schon erwähnt, besteht der therapeutische Zweck der Qi-Gong-Übungen darin, das Qi zu aktivieren und zum Fließen zu bringen. Um dies zu bewirken, ist es am Anfang sehr wichtig zu lernen, das eigene Qi zu spüren, und es später dann auch zu führen beziehungsweise zu lenken.

Der Begriff Qi Gong ist sehr umfassend. Man kann ihn mit dem Wort »Musik« vergleichen. Die Anzahl der Qi-Gong-Übungen läßt sich so wenig schätzen wie die Anzahl der Musikstücke, die es auf der Welt gibt. Nur ein kleiner Teil ist bekannt. In China unterscheidet man zwei große Gruppen des Qi Gong: das »harte Qi Gong« und das »weiche Qi Gong«.

Das harte Qi Gong ist für die chinesischen Kampfkünste wie *Wu Shu* und *Karate* gedacht. Es dient auch zur Grundlage für die wundervollen Leistungen, mit denen chinesische Artisten bei uns bekannt geworden sind. Die wahren Meister dieser Kunst können ihren Körper damit so hart machen, daß Ziegelsteine darauf zertrümmert werden können oder daß selbst eine Schwertspitze nicht in ihren Körper eindringen kann; oder sie können sich so leicht machen, daß der Akteur auf Eiern oder Nagelkissen laufen kann.

Wir wollen uns hier aber mit dem weichen Qi Gong befassen, welches der Gesundheitsvorsorge und zu Heilzwecken dient:

DAS WEICHE QI GONG HILFT ZUR:
- Vorbeugung und Gesunderhaltung
- Stärkung der Atmung und des Kreislaufsystems
- Stärkung des Nervensystems
- Selbstregulierung und Selbstvitalisierung
- Unterstützung bei akuten und chronischen Erkrankungen
- Verbesserung des Appetits
- Unterstützung eines erholsamen Schlafs
- Beschleunigung der Rekonvaleszenz

Qi-Gong-Übungen zur Stärkung der Lebenskraft und zum Ausgleich von Yin und Yang

Drei für den Zweck dieses Buches stark vereinfachte Qi-Gong-Übungen sollen Ihnen hier vorgestellt werden.
1. Übung: Das Qi stärken und es zum Fließen bringen
2. Übung: Das Yin stärken
3. Übung: Das Yang stärken

Weitere Übungen können Sie in Kursen erlernen, die inzwischen auch an Volkshochschulen angeboten werden.

Stärkung der Qi-Kraft

Diese Übung dient der Stärkung der Lebenskraft generell. Sie gibt Wärme und Sensibilität für das Erfühlen des Qi-Flusses. Die Übung besteht in einer Art »Massage« der Bauchorgane durch eine gedanklich gelenkte Atmung.

Ablauf der Übung:
- Sie stehen aufrecht, mit lockeren Knien, die Beine leicht auseinander.
- Sie machen die »Zungenbrücke«, indem Sie (bei geschlossenem Mund) mit der Zunge den Kontakt zu den Vorderzähnen des Oberkiefers halten.
- Sie atmen langsam, ruhig und tief durch die Nase ein – und zwar in die Nieren hinein. Dazu stellen Sie sich vor, daß die frische Atemluft nicht nur in Lunge und Zwerchfell einströmt, sondern speziell auch in die Nierenzone.
- Um diese Vorstellung zu unterstützen, können Sie Ihre Handflächen locker auf die rückwärtigen Flanken legen, auf die Nierenzone, und nun in Ihre Hände hineinatmen.

- Zum Ausatmen lösen Sie die »Zungenbrücke« wieder und atmen langsam, ruhig und tief durch die Nase aus.
- Diese Übung können Sie vier Atemzüge lang durchführen, insgesamt dreimal. Machen Sie zwischen jeweils vier Atemzügen eine kleine Pause.

Stärkung der Yin-Energie

Diese Übung dient dazu, die Yin-Kraft zu stärken beziehungsweise Blockaden im Yin-Fluß aufzulösen. Sie führt zur Mitte, gibt Struktur und Festigkeit. Diese Übung besteht ebenfalls in einer Form der gezielt eingesetzten Atmung, in diesem Fall, um Yin aus der Erde in den Körper aufzunehmen.

Ablauf der Übung:
- Sie stehen aufrecht, mit lockeren Knien, die Beine leicht auseinander.
- Sie machen wieder die »Zungenbrücke«.
- Beim Einatmen nehmen Sie die Hände langsam seitlich am Körper von unten nach oben etwa bis zur Kopfhöhe. Dabei halten Sie die Handflächen nach unten zur Erde.
- Stellen Sie sich gleichzeitig vor, wie Sie mit dem Einatmen die Kraft der Erde über die Handflächen und den Atem in Ihren Körper aufnehmen.
- Zum Ausatmen lösen Sie wieder die »Zungenbrücke«. Legen Sie während der Ausatmung beide Hände sanft auf die Zone unterhalb des Bauchnabels.
- Stellen Sie sich zum Abschluß vor, daß auch bei der normalen, alltäglichen Atmung die Yin-Energie der Erde in Sie einströmt.

Stärkung der Yang-Energie

Diese Übung dient dazu, die Yang-Energie zu stärken beziehungsweise Blockaden im Fluß der Yang-Kraft aufzulösen. Diese Übung besteht wiederum in einer Form der gedanklich gesteuerten Atmung, jetzt allerdings, um Yang aus dem Himmel in den Körper aufzunehmen.

Ablauf der Übung:

- Sie stehen aufrecht, mit lockeren Knien, die Beine leicht auseinander.
- Sie machen wieder die »Zungenbrücke«.
- Beim Einatmen nehmen Sie die Hände langsam seitlich am Körper etwa von der Hüfte an aufwärts bis über den Kopf nach oben. Dabei halten Sie die Handflächen nach oben zum Himmel.
- Stellen Sie sich gleichzeitig vor, mit dem Einatmen die Kraft des Himmels über die Hände und den Atem in Ihrem Körper aufzunehmen.
- Zum Ausatmen lösen Sie die »Zungenbrücke« wieder. Legen Sie während der Ausatmung beide Hände sanft auf die Zone unterhalb des Bauchnabels.
- Stellen Sie sich zum Abschluß vor, daß auch bei der normalen, alltäglichen Atmung die Yang-Energie des Himmels in Sie einströmt.

Vorlagen für diesen Text stammen aus dem Buch »Tao der Bachblüten« (siehe Anhang). Die Qi-Gong-Übungen wurden für das vorliegende Handbuch weiter ausgearbeitet.

13 Das Tao der Wärme: Moxibustion

Heimkehr ist die Bewegung des Tao.
Nachgiebigkeit ist der Weg des Tao.
Alle Dinge entstehen aus dem Sein.
Sein entsteht aus Nicht-Sein.
»Tao te king«, Vers 40

Moxibustion ist eine gefahrlose Wärmebehandlung bei Krankheiten, die durch »Kälte« und »Feuchtigkeit« entstanden sind. Es geht in diesem Abschnitt also *nur* um solche Beschwerden, die aus der Sicht der TCM durch diese beiden Aspekte verursacht wurden.

Herkunft und Charakteristik des Moxa-Krautes

Als die ersten Europäer mit der Traditionellen Chinesischen Medizin in Berührung kamen, faszinierte sie die ihnen fremde Anwendung von Nadeln mehr als die Verwendung eines Krautes, das die Chinesen auf bestimmten Hautstellen glimmen ließen. Schließlich kannte man die Verwendung von Feuer bis hin zum Glüheisen auch im Westen seit alters her. Der Satz »Was die Arznei nicht heilt, heilt das Wasser, was das Wasser nicht heilt, heilt das Feuer« wird auf Hippokrates (4. Jahrhundert v. Chr.) zurückgeführt.

Im Chinesischen gibt es den Begriff *zhenjiu*. Während *zhen* die Nadelung andeutet, umfaßt der Laut *jiu* das Brennen auf den Akupunkturpunkten, den »Pforten der Energie«, wie sie manchmal auch genannt werden. Das im Westen verwendete Wort *Moxa* stellt eine Verballhornung des japanischen Wortes *moqusa* dar, die Bezeichnung für Beifußpulver.

In Japan lernten holländische See- und Kaufleute das Verfahren und das Kraut erstmals kennen. Verwendung findet *Artemesia urens variatio sinesis,* so der lateinische botanische Name für Beifußkraut. Den ersten Hinweis auf das Brennen mit Beifußkraut finden wir bei dem konfuzianischen Gelehrten Meng-tzu (372–289 v. Chr.), den die Europäer später Menzius nannten.

»Der Norden ist das Land, wo man sich zwischen Himmel und Erde einschließt und versteckt. Das Gelände ist hier hoch und bergig. Man wohnt hier in Wind, Kälte und Eis … Die Organe empfangen durch die Kälte Fülleerkrankungen [Entzündungen]. *Um diese zu behandeln, bevorzugt man Moxen und Feuer.«*

Wei Jing Su Wen

Die Natur des Beifußkrautes ist extreme Hitze. Das Feuer läßt diese durch die behandelten Punkte eintreten, aufsteigen und kreisen. Wenn es dagegen als Medikament in Form von Tee gegeben wird, so steigt es ab und kreist.

Die Forschung hat erkannt, daß das Beifußkraut eine hohe Konzentration an *Santonin* aufweist. Diese organische Substanz hat die Eigenschaft, die Hitze zu durchdringen. Sie wirkt gefäßerweiternd, was ihre Anwendung beispielsweise bei Ausbleiben der Menstruation, bei schmerzhafter Menstruation und allen sonstigen Krampferkrankungen erklärt. Außerdem hat sich Santonin auch bei Würmern bewährt. So wurde Beifuß schon früher als Mittel gegen Spul- und Madenwürmer eingesetzt.

Die Eigenschaften des Beifußkrautes sind bitter und heiß. Yin und Yang werden durch dieses Kraut entgiftet. Außerdem wird es für Nasen- und Augentropfen, Augenwaschungen, als Pulver zum Einatmen, beim Nadelstechen, für Salben, Zahnfriktionen, Pflaster und Waschungen angewendet.

Es gibt meist zwei Aufbereitungsarten von Moxa: Grobes oder zu feinem Pulver zerstoßenes Kraut wird als Grundmaterial geliefert und dann zu Kegeln oder Kugeln geformt. Auch Moxa-Wolle ist im Handel erhältlich. Letztere eignet sich insbesondere für »Moxen« mit der heißen Nadel, ist jedoch nur für den zugelassenen Therapeuten von Bedeutung. Es gibt auch »Moxa-Zigarren« und »Moxa-Zigaretten«, das sind Moxastäbchen, die auf oder über Punkte gehalten werden, während sie am anderen Ende glühen.

Vorgehensweisen

Es wird bei der Moxibustion zwischen der direkten und der indirekten Behandlung unterschieden. Bei der sogenannten *direkten Moxibustion* können Moxa-Kegelchen, die es im Fachhandel gibt, direkt auf der Haut angebracht (siehe Abbildung), dann angezündet und bei extremer Wärmeentwicklung wieder weggenommen werden.

Bei der *indirekten Moxibustion* wird der Moxa-Stab angezündet und entweder über eine Knoblauchscheibe oder Ingwerscheibe im Abstand von etwa einem Zentimeter gehalten und so der darunterliegende Punkt erwärmt.

Diese Wärmeanwendung kann auch ohne Knoblauch- oder Ingwerscheibe dazwischen vorgenommen werden. Natürlich sollte man unbedingt darauf achten, daß die Haut nicht verbrannt wird. Man markiert den Punkt zur Behandlung und geht dann immer wieder mit der angezündeten heißen »Zigarre« auf den Punkt zu und erhitzt ihn. Wenn der Patient oder

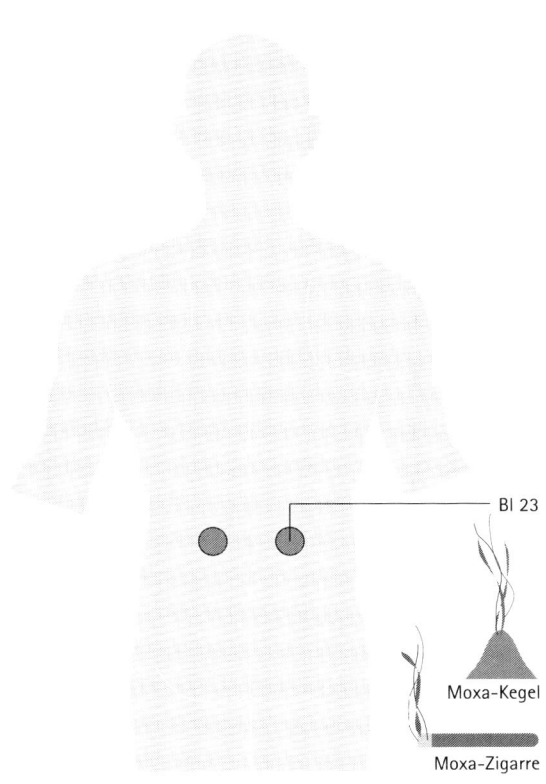

Bl 23

Moxa-Kegel

Moxa-Zigarre

der Selbstbehandelnde das als zu heiß empfindet, nimmt man den Moxastab vorübergehend wieder fort, bevor erneut mit der Behandlung fortgefahren wird.

Man kann auch über eine Fläche, zum Beispiel bei Ischias am unteren Rücken, mit dem glühenden Moxastab herumkreisen. Oder man legt – wie es in China üblich ist – ein Kästchen, das mit einem Drahtgitter versehen ist, im Abstand von etwa fünf Zentimetern auf die Haut. In dieses Kästchen kommt die Moxa-Zigarre, und ihre Wärme kann dort langsam einwirken.

Die wichtigsten »Moxa-Punkte«: Wärme- und Feuerpunkte

Auf jedem der Meridiane gibt es jeweils einen Wärme- und Feuerpunkt. Diese Punkte eignen sich besonders gut für die Wärmebehandlung mit Moxibustion. Im Abschnitt über die »antiken Punkte« auf Seite 150 finden Sie die Zuordnungen. Die Anwendung von Moxa an den Therapiepunkten ist mit denen der Akupunktur meist identisch, da diese beiden Therapieformen ja auch eng miteinander verbunden sind. Sie ergänzen sich gegenseitig, bilden eine Einheit und erweitern somit die Behandlungsmöglichkeiten.
Man kann Moxa-Therapie und Akupunktur aber auch mit Heilkräutern aus dem Westen ergänzen. Diese Kombination ist besonders günstig. In der Praxis ließen sich besonders gute Ergebnisse in Verbindung mit Homöopathie oder den Schüssler-Salzen erzielen.

Anwendungsmöglichkeiten

Die Moxa-Therapie bewährt sich besonders bei chronischen Beschwerden, bei durch Yang-Schwäche bedingten Erkrankungen und bei durch Kälte verursachten Beschwerden. Sie können zum Beispiel eingesetzt werden, bei allgemeiner körperlicher Erschöpfung mit Kälteempfindlichkeit, chronischer Bronchitis, chronischem Gelenkrheumatismus und sogar bei nachlassender Mentalkraft. Nicht geeignet sind Moxa-Behandlungen bei ausgesprochenen Yang-Erkrankungen mit Hitze und Fieber!

Im folgenden sind einige Behandlungs- und Therapiebeispiele aufgeführt, die vor allem für die Leser gedacht sind, die sich bereits mit wichtigen Akupunkturpunkten auskennen:

- Die allgemeine Gesundheit und die Abwehrkraft steigern oder stärken: Punkt RM 4 und den Ma 36 am Schienbein an der Außenseite, um RM 12, vier Daumen breit oberhalb des Nabels, und RM 6, eineinhalb Daumen breit unterhalb des Nabels. Diese Punkte kann man schon vor der Winterzeit bei Abwehrschwäche oder chronischer Kälteempfindung regelmäßig therapieren, das heißt zwei- bis dreimal in der Woche moxen; möglichst auch zu einer ruhigen Tageszeit.
- Moxa-Therapie bei Yang-Schwäche der Nieren-Energie, das heißt, es liegen Kälteempfindungen oder auch eine blasse Gesichtsfarbe vor: Punkt MP 6, drei Daumen breit oberhalb des inneren Knöchels, RM 4, drei Daumen breit unterhalb des Nabels, oder auch noch RM 3, vier Daumen breit unterhalb des Nabels; hinten am Rücken Bl 23, eineinhalb Daumen breit seitlich vom Dornfortsatz des zweiten Lendenwirbels. Man kann diese Punkte auch drei- bis viermal in der Woche moxen und so das Yang der Nieren stärken.

- Punkte zur allgemeinen Stärkung: bei Müdigkeit Konzeptionsgefäß RM 4, Ma 36 und auch RM 8 moxen. Diese Punkte wirken auf die Wiederherstellung der Energie; sie können auch jeden Tag behandelt werden.
- Chronische Verdauungsstörungen, mit mehr Yang-Schwäche: Man stärkt über MP 6, drei Daumen breit oberhalb des inneren Knöchels, RM 6, eineinhalb Daumen breit unterhalb des Nabels, Bl 20, eineinhalb Daumen breit seitlich vom Dornfortsatz des elften Brustwirbels, und Ma 25, zwei Daumen breit seitlich vom Nabel.

Bei diesen Behandlungsbeispielen entwickelt sich eine sanfte, gleichmäßige Wärme, und der Patient wird den Geruch als angenehm empfinden. Die Wärme dringt gut in die Haut ein, sie vertreibt die Kälte, regt den Blut- und den Qi-Kreislauf an und kann auf diese Weise die gesamte Energie, die Abwehrkräfte und das Yang anheben.

Moxibustion kann täglich angewendet werden. Nach der Behandlung bitte weder duschen noch baden. Während der Behandlung sollte eine ruhige Atmosphäre geschaffen werden, ohne ablenkende Geräusche und Zugluft. Es empfiehlt sich, nach der Behandlung nicht zu essen oder zu trinken, sich warm anzuziehen und noch etwas zu ruhen.
Eine Moxa-Behandlung (wenn die Voraussetzungen dafür vorliegen, also Entstehen durch Kälte und Feuchtigkeit) führt man auch an sogenannten Schmerzpunkten durch. Diese Schmerzpunkte können entweder lokale Punkte sein, an denen der Patient Schmerzen spürt: Das nennt die TCM dann *Ashi*-Punkte. Oder es handelt sich um Akupunkturpunkte auf den Meridianen. An Schmerzpunkten erfolgt die Moxa-Behandlung im wesentlichen genauso wie an den Wärme- und Feuerpunkten (siehe Seite 172).

Kontraindikationen

Wenn Beschwerden aus dem Kältezustand bereits in den Hitzezustand übergegangen sind – ein Beispiel ist eine Erkältung, bei der sich bereits Fieber eingestellt hat –, dann ist die zusätzliche Wärmegabe durch Moxa-Behandlung nicht der richtige Weg.

Moxibustion sollte auch über offenen Wunden oder bei akuten Hauterkrankungen vermieden werden. Bestünde also ein Ausschlag auf dem Unterarm des linken Armes, so kann man den rechten Arm an der entsprechenden Stelle behandeln.

Nicht behandelt werden sollte auch während der Menstruation. Auf keinen Fall sollte in der Nähe der Haargrenze die Moxibustion durchgeführt werden, auch nicht in der Nähe von Körperöffnungen (zum Beispiel Mund) und auf Gefäßen (zum Beispiel Venen).

Außerdem sollte man nicht mit Moxa behandeln

- nach reichlichen Mahlzeiten
- bei extremem Hungergefühl
- bei extremer Müdigkeit
- nach Einnahme von Psychopharmaka
- überhaupt nicht bei Einnahme von Rauschgiften
- nach der Einnahme von starken Schmerzmitteln
- nach Alkoholkonsum
- nach Einnahme von Betäubungsmitteln
- bei Fieber

14 Das Schröpfen in der TCM

Das Tao ist immer gelassen.
Es überwindet, ohne zu kämpfen,
antwortet, ohne zu sprechen,
kommt, ohne gerufen zu sein,
vollendet, ohne einen Plan.
                    »Tao te king«, Vers 73

Die Schröpfkopfbehandlung ist ein wichtiger Bestandteil in der TCM. Durch diese Therapie kann man den Fluß von Qi und Blut in den Meridianen anregen, erwärmen, kann Schmerzen stillen, Schwellungen beseitigen sowie Feuchtigkeit und Kälte vertreiben. Die Poren der Haut können sich unter dem Sog des Schröpfkopfes öffnen; »Feuchtigkeit« und »Wind« werden herausgetrieben. Wiederum können sich – da die Haut angesogen wird – die Kapillaren ausdehnen, und dadurch entsteht eine lokale Blutüberfüllung.

Die Schröpfkopfbehandlung hat sich sehr gut bewährt bei Rücken- und Nackenverspannungen, bei allgemeinen Rückenschmerzen, bei Schwierigkeiten, die Arme oder die Beine zu bewegen, bei Krämpfen und bei allgemeinen Verspannungen. Die Technik des Schröpfens ist leicht erlernbar; hier soll vor allem *das trockene Schröpfen* zur Anregung erläutert werden. Man verwendet fertige Schröpfkopf-Sets, deren Schröpfköpfe mit Ventilen und einer Art Pumpe ausgestattet sind.

Sehr geeignet für die Schröpfkopfbehandlung ist der Rücken. Auf ihm finden sich alle Zustimmungspunkte der inneren Organe. Man kann links und rechts der Wirbelsäule diese

Zustimmungspunkte durch die Schröpfköpfe anregen und so die Durchblutung fördern. Bei Nackenverspannungen oder bei Schiefhals werden die Schröpfköpfe auch auf das Schmerzgebiet direkt unterhalb der Haargrenze rechts und links gesetzt, außerdem im Nacken und in der Schulterpartie.

Zur anregenden Methode gehört auch noch die *Schröpfkopfmassage,* vor allem am Rücken. Man kann zwei Schröpfgläser am eingeölten Rücken ansetzen. Wenn die Schröpfköpfe die Haut ansaugen, kann man sie leicht hin und her bewegen. Dabei wird das Qi bewegt und der »Wind« ausgeleitet.

In der Naturheilpraxis gibt es neben dem trockenen Schröpfen auch das *blutige Schröpfen,* das bei starkem Energiestau und Fülle angebracht ist. Für die blutige Schröpfkopfbehandlung wird zunächst mit einer Akupunkturnadel in die Haut gestochen und dann der Schröpfkopf angesetzt. Dies muß natürlich alles steril vor sich gehen und ist für eine häusliche Eigenanwendung eigentlich nicht geeignet.

Kontraindikationen

Die Schröpfkopftherapie sollte auf keinen Fall bei Hauterkrankungen, bei schweren Ödemen, bei extremer Schwäche oder bei hohem Fieber durchgeführt werden. Auch bei Kopfschmerz mit Krämpfen und vor allem bei schweren Herzleiden ist die Schröpfkopfbehandlung kontraindiziert. An Knochenvorsprüngen und an Stellen mit starker Körperbehaarung sollte ebenfalls nicht behandelt werden.

15 TCM und die Kräuterheilkunde

Wer selber leuchten will,
wird nicht erleuchtet.
Wer selber jemand sein will,
kann nicht erkennen, wer er wirklich ist.

»Tao te king«, Vers 24

Die folgenden Empfehlungen zur Anwendung von Heilkräutern sind nur bei leichten Erkrankungen oder zur allgemeinen Stärkung gedacht. Bei einem ernsten Akutfall oder bei einer lang anhaltenden chronischen Erkrankung sollten Sie unbedingt Ihren amtlich zugelassenen Therapeuten um Rat fragen! Da jedes Heilkraut auch als Droge zu verstehen ist, sollte die Selbstverordnung des gewählten Heiltrankes höchstens über einen Zeitraum von drei bis vier Wochen andauern.

In China gilt die Kräuterheilkunde als ein bedeutender Teil der Therapie. Während Jahrtausenden wurde durch Beobachtung, Einordnung und Ausprobieren die Heilkräutertherapie so weit entwickelt, daß die Therapeuten heute sehr viel davon übernehmen können. Die Heilkräutertherapie kann praktisch überall eingesetzt werden. Sie ist einfach zu handhaben und bezieht sich auf die Prinzipien der Traditionellen Chinesischen Medizin. So kennen wir zum Beispiel Arzneien für leichte Erkältungskrankheiten, zur Stärkung von Yin und Yang, Kräuter für die Erwärmung und zur Kühlung und ähnliches.
Die Entwicklung der chinesischen Kräuterheilkunde hält bis heute an; 1977 wurde in Shanghai ein großes Nachschlage-

werk herausgebracht, das u. a. 5767 traditionelle chinesische Arzneimittel aufführt. Darin wird jede Wurzel oder jedes Kraut genau beschrieben, etwa die Ginseng-Wurzel, übersetzt auch als »Menschen-Wurzel«. Man könnte sie nach diesem Werk folgendermaßen charakterisieren: *Die Ginseng-Wurzel ist von besonders süßem Geschmack, sie erwärmt, sie beruhigt den Geist und stärkt die Herz-Energie, sie bringt Furcht und Erregung zum Verschwinden und stärkt die Weisheit im Menschen.*

Die chinesische Kräuterheilkunde kann in ihrer Vielfalt nur von einem gründlich ausgebildeten und erfahrenen Behandler nach genauer Diagnose angewendet und therapeutisch begleitet werden. Wir können bei uns heute analog westliche Heilkräuter verwenden, um verschiedene Krankheiten im Sinne der TCM zu heilen. Ebenso kann die Akupunktur sehr gut mit westlichen Heilkräutern ergänzt werden. Ein Beispiel dafür: Wenn ein Patient aufgrund der Jahreszeit allergisch auf Blütenpollen reagiert, so könnte mittels Akupunktur, Ernährung nach den fünf Elementen sowie westlichen Heilkräutern behandelt werden. Einige Seiten weiter finden Sie Erläuterungen zu einer ganzen Reihe westlicher Heilpflanzen aus der Sicht der TCM.
Um unsere westlichen Heilkräuter in die Behandlung einzubeziehen, ist es notwendig, sie nach den Kriterien der TCM auszusuchen, zu beurteilen und anzuwenden. In China entwickelte sich über die Jahrtausende hinweg ein relativ einfaches und übersichtliches Einteilungsschema der Arzneimittel, das aus fünf Prinzipien besteht:

1. die fünf Geschmacksrichtungen
2. die vier Temperaturausstrahlungen
3. die Stufe der Toxizität

4. die vier Wirkrichtungen
5. der Bezug zu den Funktionskreisen

Aus den Kombinationen dieser Arzneimitteleigenschaften und ihrer Wirkungen leiten sich Anwendung und Zuordnung ab.

Einige Hinweise zu den fünf Geschmacksrichtungen:
Sauer: bewahrt die Säfte, zieht zusammen; Element ist das Holz
Bitter: trocknet aus, leitet nach unten; Element ist das Feuer
Süß: befeuchtet, entspannt, baut Qi auf, verteilt, Element ist die Erde
Scharf: löst Stagnation, leitet nach oben; Element ist das Metall
Salzig: weicht auf, leitet nach unten; Element ist das Wasser

Jeder Geschmack ist außerdem einer bestimmten Temperatur, einem Meridian, einem Organ, dem Funktionskreis sowie dem Yin-Yang-Verhalten zugeordnet. Viele Heilkräuter haben keinen ausschließlichen Bezug, da sie in ihren Wirkungen sehr vielfältig sind. Alle angegebenen Heilkräuter und/oder Wurzeln können natürlich auch untereinander zu einer Teemischung individuell zusammengestellt werden. Die Angaben der Dosierung sind nur Richtwerte und können individuell erhöht oder vermindert werden.

Ausgleich und Stärkung von Yin und Yang

Yin anregende Pflanzen

Vogelmiere oder Sternmiere (Stellaria media), Kraut
Temperatur: feucht, kalt
Geschmack: mild, süßlich

Bezug zu: Herz, Niere, Lunge, Leber; stärkt das Yin bei Lungen-Leere, Erschöpfung durch Nieren-Yin-Leere.

Westliche Anwendung: bei Abmagerung und Kraftlosigkeit nach längerer Erkrankung, akutem rheumatischem Schub mit Gelenkschmerzen, Hämorrhoidalerkrankungen innerlich und äußerlich.

Dosierung: 1/2 Teelöffel Kraut pro Tasse, 3 x täglich 1 Tasse Tee trinken.

Spitzwegerich (Plantago lanceolata), Kraut
Temperatur: kalt, abkühlend
Geschmack: süß
Bezug zu: Leber, Niere, Herz und Lunge; stärkt das Yin.
Westliche Anwendung: bei Katarrhen der oberen Luftwege, Magen- und Darmschleimhautentzündungen, stillt blutende Wunden, lindert Insektenstiche.
Dosierung und Anwendung: 1 Teelöffel Kraut pro Tasse als Aufguß (3 große Tassen pro Tag)

Yang anregende Kräuter

Fenchel (Foeniculum vulgare), Samen
Temperatur: stark wärmend, trocken
Geschmack: süß, etwas scharf
Bezug zu: Niere, Leber, Lunge, Magen und Milz; bewegt das Leber-Qi, leitet feuchte Hitze aus der Leber, tonisiert das Lungen- und Nieren-Qi.
Westliche Anwendung: bei Blasenschwäche, Bettnässen, Augenrötung (äußerlich), Gemütsverstimmung.
Dosierung: 1 Teelöffel Samen 20 Minuten leicht köcheln, 10 Minuten ziehen lassen, abseihen, 2 x täglich 1 Tasse trinken.

Rosmarin (Rosmarinus officinalis), Kraut
Temperatur: warm, trocken
Geschmack: etwas scharf, bitter
Bezug zu: Magen, Milz, Herz, Leber; stärkt das Yang des Herzens, öffnet die blockierte Herz-Energie nach Schock oder durch die Verengung und Verkrampfung des Herzens durch Streß und Karrieredenken, stärkt die Willenskraft, die dem Qi der Niere zugeordnet ist, tonisiert das Yang der Mitte und erwärmt die Extremitäten, erwärmt die Leitbahnen und bewegt das Blut.
Westliche Anwendung: bei Depressionen, Blutarmut, Erschöpfungszuständen, Schwindel durch Blutleere, rheumatischen Erkrankungen.
Dosierung: 1/2 Teelöffel Kraut pro Tasse Aufguß, 3 Tassen täglich

Qi-stärkende Kräuter

Süßholz (Glycyrrhiza glabra), Wurzel
Temperatur: neutral
Geschmack: befeuchtend, süß
Bezug zu: Milz, Magen, Niere, Blase und Lunge; tonisiert das Qi von Lunge, Magen und Milz, ist in der Eigenwärme der menschlichen Natur ähnlich, wirkt hitzebeseitigend, entgiftend, schmerzstillend.
Westliche Anwendung: bei Appetitlosigkeit, Magen- und Darmschmerzen, Bronchitis und Kurzatmigkeit, Husten mit zähem Schleim, löscht den Durst, reinigt Blase und Niere.
Dosierung: 5 Gramm Wurzel 10 Minuten in 1/2 Liter Wasser köcheln, abseihen, über den Tag verteilt trinken.

Engelwurz (Angelica archangelica), Wurzel und Kraut
Temperatur: warm, trocken
Geschmack: aromatisch, etwas bitter
Bezug zu: Magen, Milz, Lunge, Herz; regt das Qi, also die Lebensenergie, in der Rekonvaleszenz an, leitet Feuchtigkeit aus und stärkt die Mitte, erwärmt die Meridiane und beseitigt Stockungen.
Westliche Anwendung: bei Völlegefühl und Blähungen, Durchfall bedingt durch Kälte, Gastritis, Blutarmut und Müdigkeit, Nerven- und Rückenschmerzen.
Dosierung: Wurzel: 1 Teelöffel pro Tasse über Nacht einweichen, 10 Minuten köcheln lassen, abseihen, 2 Tassen pro Tag trinken.
Kraut: 1 Teelöffel pro Tasse, Aufguß bereiten, 20 Minuten ziehen lassen, 3 Tassen pro Tag trinken.
Vorsicht: frischer Pflanzensaft auf der Haut kann Verbrennungen hervorrufen!

Abwehrstärkende Kräuter

Eisenkraut (Verbena officinalis), Kraut
Temperatur: leicht warm
Geschmack: bitter, etwas zusammenziehend
Bezug zu: Lunge und Leber; stärkt die Abwehr, leitet »Wind« und Hitze aus, bewegt das Leber-Qi, entspannt und beruhigt.
Westliche Anwendung: bei Reizbarkeit, Kopfschmerz, Schwindel, Gicht, Ekzemen.
Dosierung: pro Tasse 1 Teelöffel Kraut überbrühen, 10 Minuten ziehen lassen, pro Tag 2–3 Tassen zwischen den Mahlzeiten trinken.
Ingwer (Zingiber officinalis), Wurzel
Temperatur: warm

Geschmack: scharf

Bezug zu: Lunge, Milz und Magen; wirkt auf die Leitbahnen erwärmend, freimachend, öffnet die Körperoberfläche, wirkt schweißtreibend.

Westliche Anwendung: bei Erkältungen und grippalen Infekten, Darminfektionen, Übelkeit mit Brechreiz.

Dosierung: Frische Ingwerwurzel, pro Tasse 1 Teelöffel gerieben, 15 Minuten köcheln, 10 Minuten ziehen lassen, 3–4 Tassen pro Tag.

Kräuter zur Erwärmung

Küchenzwiebel (Alium cepa)
Temperatur: warm
Geschmack: scharf, bitter
Wirkrichtung: aufsteigend
Bezug zu: Lunge und Dickdarm; beseitigt Kälte und Blutstau, wirkt schweißtreibend, sediert das Yin, neutralisiert Gifte.
Westliche Anwendung: bei Erkältung, Husten, Insektenstichen (Saft zur äußeren Anwendung).
Dosierung: Zwiebel in Stücke schneiden, 20 Minuten köcheln, abseihen, mit Honig leicht süßen, 3 Tassen täglich.

Bischofskraut (Ammi visnaga), Kraut
Temperatur: warm
Geschmack: bitter, scharf
Bezug zu: Lunge und Leber; treibt »Wind« aus und wirkt krampflösend, fördert die Lungen-Energie, löst Leberstau.
Westliche Anwendung: bei spastischer Bronchitis, Leber-/Stoffwechselstörungen.
Dosierung: 1 Teelöffel pro Tasse, Aufguß, 3 x 1 Tasse täglich.

Thymian (Thymus vulgaris), Kraut
Temperatur: warm
Geschmack: scharf und bitter, trocknend
Bezug zu: Milz und Lunge
Westliche Anwendung: bei Bronchitis, Erkältung, Kehlkopfkatarrh (nur bei weißem Zungenbelag, kontraindiziert bei gelbem Belag!), Verdauungsstörungen, Abwehrschwäche, nervöser Erschöpfung, Schwäche der Merkfähigkeit.
Dosierung: 1 Teelöffel Aufguß pro Tasse, täglich 2–3 Tassen.

Kräuter zur Kühlung

Meerrettich (Armocia rusticana), Wurzel
Temperatur: kühlend
Geschmack: scharf
Bezug zu: Lunge, Niere
Westliche Anwendung: bei Blasen- und Nierenbeckenentzündung, Bronchitis, rheumatischen und neuralgischen Beschwerden, Verdauungsschwäche.
Dosierung und Anwendung: 1 Teelöffel Wurzel pro Tasse, 20 Minuten köcheln, 10 Minuten ziehen lassen, 3 x 1 Tasse pro Tag.

Kräuter zum Blutaufbau und zur Durchblutung

Frauenmantel (Alchemilla vulgaris), Kraut
Temperatur: leicht kühlend
Geschmack: bitter
Bezug zu: Milz und Leber, stärkt das Blut.
Westliche Anwendung: bei Schwächezuständen, Durchfall und Unterleibsbeschwerden.

Dosierung: 1/2 Teelöffel Kraut auf 1 Tasse kochendes Wasser, übergießen, 10 Minuten ziehen lassen, 4–5 Tassen täglich.

Brennessel (Urtica urens), Kraut
Temperatur: trocken, warm
Geschmack: etwas bitter und süßlich, zusammenziehend
Bezug zu: Lunge, Leber, Milz und Niere; tonisiert das Qi, stärkt nach langer Krankheit, bei Schwangerschaft und nach der Geburt, stärkt das Milz-Qi und die Blutbildung.
Westliche Anwendung: bei Harnwegsinfektionen, Müdigkeit, allergischen Hauterkrankungen, Blähungen.
Dosierung: 1/2 Teelöffel Kraut Aufguß pro Tasse, 2–3 Tassen täglich.

Weißdorn (Crataegi pinnatifida), Blätter und Blüten
Temperatur: leicht warm
Geschmack: süßlich und sauer
Bezug zu: Leber, Milz und Magen, Herz; fördert die Durchblutung und löst Blutstauungen auf.
Westliche Anwendung: bei Verdauungsstörungen, Völlegefühl mit Verdauungsschwäche, Blähungen, vermindertem Appetit bei Säuglingen und Kleinkindern, Bluthochdruck, Arteriosklerose; senkt erhöhte Cholesterinwerte.
Dosierung: 1/2 Teelöffel Mischung (Blätter und Blüten) pro Tasse als Aufguß, 2–3 x täglich 1 Tasse.

Kräuter zur Harmonisierung der Funktionskreise

Für Leber/Gallenblase
Pfefferminze (Mentha piperita), Kraut
Temperatur: kalt und warm
Geschmack: scharf

Bezug zu: Leber, Lunge, Magen und Milz; kühlt die Lunge an der Hautoberfläche, wärmt Milz und Magen und die Muskelschicht.

Westliche Anwendung: bei Blähungen, Durchfall, Gallen- und Magenbeschwerden, Übelkeit und Brechreiz.

Dosierung: pro Tasse 1 Teelöffel Kraut mit kochendem Wasser übergießen, 10 Minuten ziehen lassen, abseihen, 3 x täglich 1 Tasse.

Vorsicht: nicht als »Dauertee« – schädigt die Herz-Energie!

Löwenzahn (Taraxacum officinalis), Wurzel und Kraut
Temperatur: kalt, trocken
Geschmack: etwas süß und bitter
Bezug zu: leitet feuchte Hitze aus der Leber und der Gallenblase aus, leitet toxische Hitze allgemein aus sowie Schleim und Feuchtigkeit.

Westliche Anwendung: bei Kopfschmerzen mit bitterem Mundgeschmack, entzündeten Augen, Halsentzündungen, Appetitlosigkeit, Magenschmerzen; ausgleichend bei Wut und Aggression, Gemütsverstimmung (wenn einem »etwas über die Leber gelaufen« ist), senkt die Blutfette.

Dosierung: Kraut: 1/2 Teelöffel pro Tasse Tee Aufguß, 3 Tassen täglich.

Wurzel: 1–2 Teelöffel Aufguß 15 Minuten ziehen lassen, oder 8–10 Stunden kalt ansetzen und aufkochen, 3 Tassen täglich.

Für Herz/Dünndarm

Ginkgo biloba (Ginkgobaum), Blätter
Temperatur: neutral
Geschmack: bitter, süß und herb
Bezug zu: Herz, Kreislauf und Lunge; stärkt das Qi des Herzens, hemmt die Feuchtigkeit.

Westliche Anwendung: bei Herzinsuffizienz, Verkalkung der Herzkranzgefäße, Bluthochdruck, Ohrensausen.
Dosierung: 1/2 Teelöffel Blätter als Aufguß, 3 Tassen täglich.

Garten-Salbei (Salvia officinalis), Blätter
Temperatur: etwas kalt
Geschmack: bitter
Bezug zu: Herz, Leber und Lunge; fördert die Durchblutung, kühlt das Blut.
Westliche Anwendung: bei Schlaflosigkeit, Unruhezuständen, Halsentzündungen; beruhigt die Nerven.
Dosierung: 1/2 Teelöffel Kraut pro Tasse Aufguß, 2–3 Tassen täglich trinken, bei Halsentzündung öfters gurgeln.

Hagebutte (Rosa gallica), Früchte
Temperatur: kalt
Geschmack: süß
Bezug zu: Herz und Lunge
Westliche Anwendung: bei Schlaflosigkeit, Nachtschweiß, Herzbeschwerden, Lungenschwäche, Durst.
Dosierung: Zerstoßene Früchte 1 Teelöffel auf eine Tasse Wasser, 30 Minuten köcheln, 3–4 Tassen täglich.

Für Milz/Pankreas und Magen:
Galgant (Alpina off. hance), Wurzel
Temperatur: heiß
Geschmack: scharf
Bezug zu: Magen, Milz und Herz; zerstreut die Kälte im Körperinneren, erwärmt die Verdauungsorgane und stillt Erbrechen.
Westliche Anwendung: bei Magen- und Darmerkrankungen, stärkt die Herz-Energie, hilft bei Vergiftungen durch Alkohol und Drogen, bei Zahnschmerzen, Zahnfleischentzündungen.

Dosierung: 1/2 Teelöffel pro Tasse über Nacht ansetzen, am Morgen kurz aufkochen, 10 Minuten ziehen lassen, abseihen, im Akutfall schluckweise lauwarm ca. 1–2 Tassen trinken, ansonsten 2–4 Tassen täglich.

Rhabarber (Rheum officinalis), Wurzel
Temperatur: kalt
Geschmack: bitter
Bezug zu: Milz und Magen, Dickdarm; leitet Hitze aus und kühlt das Blut.
Westliche Anwendung: bei Verdauungsschwäche, Verstopfung, Leberstoffwechselstörungen.
Dosierung: 1/2 Teelöffel Wurzel pro Tasse über Nacht kalt ansetzen, morgens aufkochen, abseihen, pro Tag 2 Tassen Tee schluckweise trinken.

Für Lunge/Dickdarm:

Huflattich (Tussilago farfara), Kraut und Blüten
Temperatur: warm
Geschmack: etwas scharf, bitter
Bezug zu: Lunge, bewegt das Lungen-Qi und zerstreut blockierte Energie.
Westliche Anwendung: bei Bronchitis, chronischem Husten, Entzündungen der oberen Luftwege, Hautunreinheiten.
Dosierung: 1 Teelöffel (Mischung Kraut und Blüten) als Aufguß, 3–4 Tassen täglich.

Anis (Pimoinella anisum), Samen
Temperatur: warm
Geschmack: etwas scharf, süßlich
Bezug zu: Lunge, oberer Erwärmer; schleimlösend.
Westliche Anwendung: bei Bronchitis, trockenem Husten, Krämpfen, Blähungen.

Dosierung: 1 Teelöffel Samen pro Tasse 20 Minuten kochen, 4 Tassen täglich.

Für Niere/Blase

Schachtelhalm/Zinnkraut (Equissetum arvense), Kraut
Temperatur: kühlend
Geschmack: etwas salzig, bitter und süß
Bezug zu: Niere, Blase, Leber, Lunge; stärkt das Blasen- und das Nieren-Qi, leitet feuchte Wärme aus dem unteren Erwärmer aus, stärkt das Lungen-Qi.
Westliche Anwendung: bei Nieren- und Blasenschwäche, Pilzerkrankungen, Bronchitis, zur Blutstillung, bei Osteoporose; stärkt die Zähne, für schlecht heilende Knochenbrüche, gegen Paradontose.
Dosierung: 3 x täglich jeweils 1 große Tasse Tee; 1 Teelöffel Aufguß bereiten, 45 Minuten ziehen lassen.

Breitblattwegerich (Plantago depressa), Kraut
Temperatur: kalt
Geschmack: süßlich
Bezug zu: Niere und Harnblase; beseitigt die Hitze, wirkt harntreibend, die Augen klärend und den Schleim beseitigend, entgiftet das Blut.
Westliche Anwendung: bei Blasen- und Nierenentzündung, allgemeinen Erkältungskrankheiten, Harnverhalten, Ödemen, Augenentzündungen.
Dosierung: 1 Teelöffel Kraut pro Tasse als Aufguß, 3–4 Tassen pro Tag.

16 TCM in Verbindung mit den Schüsslersalzen

Öffne dich dem Tao, dann vertraue deinen natürlichen Regungen, und alles wird an seinen rechten Platz kommen.

»Tao te king«, Vers 51

Nach den Lehren der TCM ist die Erhaltung der Lebensenergie (Qi, Blut und Säfte) eine wichtige Grundlage zur Gesunderhaltung des Organismus. Wichtig dabei ist das ausgewogene Verhältnis der Mineralien zur Funktion der Körperzellen. Selten liegen heute echte Mineralmangelzustände vor, jedoch sind die Zellfunktionen durch Schleimblockaden gehemmt, die Resorption ist eingeschränkt. Zudem sind die Böden in der Landwirtschaft mineralstoffarm. Die durchschnittliche Ernährung deckt deshalb den Tagesbedarf oft nicht mehr ab. Die Schüsslersalze können hier eine wundervolle Ergänzung zur TCM anbieten. Sie werden dabei nach der Lehre der fünf Elemente eingesetzt.

Die Kunde von den Lebenssalzen nach Dr. Schüssler

Der 1821 geborene Arzt Dr. W. H. Schüssler begründete eine neue Sicht der Heilung durch Mineralien, die einen feststehenden Teil des Blutes darstellen. Er war überzeugt, daß die im Blut und in den Geweben vertretenen anorganischen Stoffe zur Heilung aller Krankheiten, die überhaupt heilbar sind, genügen. Sein erster Lehrsatz lautete: *»Alle Krankheiten entstehen durch einen Mangel an bestimmten lebensnotwendigen Mineralstoffen.«* Sein zweiter: *»Durch Zuführung der fehlenden Stoffe tritt die Heilung ein.«*

Als Ergebnis seiner langjährigen Forschungen hinsichtlich der zweckmäßigsten Verdünnung zur Anwendung der elf beziehungsweise zwölf Salze hat sich schließlich folgendes Ergebnis gezeigt: Für die Salze Nr. 2, 4, 5, 6, 7, 8, 9 und 10 ist die sechste Dezimalverdünnung (D6) am besten, und wegen ihrer geringen Wasserlöslichkeit ist für die Salze Nr. 1, 3 und 11 die zwölfte Dezimalverdünnung (D12) am wirksamsten.

Abweichungen sind im Bedarfsfall nicht ausgeschlossen.

Eine Ausnahme stellt das Salz Nr. 12 insofern dar, als es nach Dr. Schüssler »nicht in die konstante Zusammensetzung des Blutes übergeht«.

Der Zweck der Verdünnung ist: Durch Verreibung wird erreicht, daß die Moleküle untereinander durch Milchzucker isoliert werden. Um jedes Molekül der sechsten Dezimalverreibung liegen ca. eine Million, um jedes der zwölften Dezimalverreibung ca. eine Billion Moleküle Milchzucker. So können die Moleküle durch die isolierende Schicht des Milchzuckers sozusagen ihre eigene Kraft entfalten.

Dosierung:

Im akuten Krankheitsfall können die Schüsslersalze hochdosiert gegeben werden, zum Beispiel bei Halsschmerzen alle 5 Minuten eine Tablette, oder zu Beginn einer Erkältung alle 10–15 Minuten eine Tablette. Zur Nahrungsergänzung oder bei chronischen Erkrankungen können täglich 3 x 2 Tabletten eingenommen werden.

Wirkungskreis der zwölf biochemischen Salze

Mit der Einnahme der biochemischen Mittel und in den Kombinationen können viele ursächliche Erkrankungen und deren Symptome erfaßt und behandelt werden.

1. Calcium fluoratum D12
Weicht Hartes auf, stärkt Weiches; einzusetzen bei folgenden Problemen:
- Sehnen-, Bänderzerrungen
- Nagelproblemen
- Hornhautbildung
- Rissen in der Haut
- Krampfadern
- regt den Darmwandtonus an
- Hämorrhoiden
- Adernverkalkung
- Knochenveränderungen
- bellender Husten (Hustenanfälle bei Kindern)

Besondere Merkmale der Beschwerden:
- morgendliche Gelenksteife
- Verschlechterung bei Kälte

2. Calcium phosphoricum D6
Einzusetzen bei Kalkmangel, Blutmangel und Eiweißverlusten sowie folgenden Problemen:
- Knochenschwäche und schlecht heilende Knochenbrüche
- schlechte Zähne
- Entwicklungs- und Wachstumsstörungen
- wenn sich die Fontanelle nicht schließt
- Muskelkrämpfe
- Schlaflosigkeit durch zu hohen Pulsschlag

- gestörte Blutbildung
- Stuhlverstopfung
- Rekonvaleszenz (in Verbindung mit Magnesium phos.)

Besondere Merkmale der Beschwerden:
- warmer Schweiß in den Achseln und an den Händen bei Nervosität
- Verschlechterung bei feucht-kaltem Wetter

3. Ferrum phosphoricum D12

Einzusetzen bei Fieber, Entzündungen, Verletzungen und zum Blutaufbau, als akutes Schmerzmittel sowie bei folgenden Problemen:
- Erkältungen im ersten Stadium (mit Natrium chlor. im Wechsel)
- Entzündungen im ersten Stadium
- Erkrankungen durch »Wind«
- frische Wunden, Quetschungen, Verstauchungen und Blutungen
- Muskelermüdung, Muskelkater
- unverdauter Stuhl
- Darmentzündungen (mit Natrium sulf. im Wechsel)

Besondere Merkmale der Beschwerden:
- Kopfschmerz, schlechter durch Bewegung
- Verschlechterung beziehungsweise Magenschmerz durch Druck auf den Magen und durch Essen
- Sonne und Überwärmung verschlechtert
- Kälte bessert Entzündungen, Wärme verschlechtert

4. Kalium chloratum D6

Zur Aufrechterhaltung des Fibrins (Stoff, der zur Blutgerinnung dient), reguliert Schleimhäute; sowie bei folgenden Problemen:

- akute Entzündungen
- Lungen- und Rippenfellentzündung
- nach unvermeidbaren Impfungen
- Masern, Scharlach, Keuchhusten
- Schwellung der Gelenke
- Sehnenscheidenentzündung
- Gallenstau
- Venenstau, Hämorrhoiden

Besondere Merkmale der Beschwerden:

- Wärme bessert alle Beschwerden
- feucht-kaltes Wetter verschlechtert
- durch Schleimansammlungen Neigung zu Erkältungen
- Unverträglichkeit von Fetten, Kaltem, Kuchen und scharfen Gewürzen

5. Kalium phosphoricum D6

Kräftigt die Zellen, hat gute Wirkung auf Herz und Nerven, sowie bei folgenden Problemen einzusetzen:

- hohes Fieber (ab ca. 38,8 Grad)
- Blutvergiftung
- Erschöpfungszustände des Körpers und des Geistes, bei Kollapsneigung, Ohnmachtsanfällen
- Hitzschlag, Seekrankheit, Krampfbereitschaft
- Herzschwäche, Muskelschwäche, Platzangst, Gedächtnisschwäche
- Schreckhaftigkeit
- nervöser Schlaflosigkeit und Tagesschläfrigkeit
- Haarausfall

- nervösen Magenschmerzen
- Angstgefühlen und Depressionen; man schreckt bei Geräuschen zusammen

Besondere Merkmale der Beschwerden:
- mäßige Bewegung bessert
- schlechter am Anfang der Bewegung
- das *Shen* des Herzens wird geschützt
- Sommerhitze verschlechtert Herzschwäche

6. Kalium sulfuricum D6

Versorgt die Zellen mit Sauerstoff, zur Wiederherstellung nach Entzündungen; reguliert Harnstoffausscheidung, ist wichtig für den Sauerstoffaustausch, ist ein gutes Lebermittel, sowie bei folgenden Problemen einzusetzen:
- gelblich-schleimiger Fließschnupfen
- Ohrenfluß
- Kopf- und Gliederschwere
- Abschuppung nach Masern, Scharlach und Gürtelrose

Besondere Merkmale der Beschwerden:
- Verschlechterung in Wärme und geschlossenen Räumen
- Besserung an der kühlen Luft, im Freien

7. Magnesium phosphoricum D6

Das große Krampf- und Rhythmusmittel, beeinflußt Cholesterinstoffwechsel, sowie einzusetzen bei folgenden Problemen:
- Krämpfe aller Art (zum Beispiel Herz-, Magen-, Blasen-, Wadenkrampf)
- krampfhafte Hustenanfälle
- Magen-, Gallenstein- und Nierenkolik
- Geburtswehen
- Speichel-, Lymph- und Schilddrüsen-Erkrankungen

- Leber- und Milz-Erkrankungen
- allen schnell einschießenden, stechenden Schmerzen
- Osteoporose und Knochensubstanzverluste (mit Calcium fluor., Calcium phos. und Magnesium phos.)
- Streß und Hektik (10 Tabl. in heißem Wasser auflösen)

Besondere Merkmale der Beschwerden:
- Verschlechterung durch die leiseste Berührung
- Wärme und Druck bessert

Ein sicheres Zeichen von Magnesiummangel ist das Frieren im geheizten Zimmer, also in der Wärme, und die Gier nach Schokolade (Kakao enthält einen hohen Magnesiumgehalt).

8. Natrium muriaticum D6

Sorgt für Flüssigkeitszufuhr in die Zellen, befeuchtet bei allen trockenen Beschwerden, regelt Wasserhaushalt, gut in der Rekonvaleszenz sowie bei folgenden Problemen einzusetzen:
- Blutarmut
- Tränen- und Speichelfluß
- Gelenkrheumatismus
- Gelenkgeräusche
- Trigeminus-Schmerzen
- Zahnschmerz (Ausstrahlung über eine Gesichtshälfte)
- Bläschenausschlag, Herpes labialis

Besondere Merkmale der Beschwerden:
- Verschlechterung an der See, im Winter, Nebel
- Besserung im Sommer, trockenes Wetter, Umhergehen

9. Natrium phosphoricum D6

Puffert Säure, regt die Oxidation an, sowie bei folgenden Problemen:
- Verletzungen und Entzündungen

- zur Verhütung von Eiterbildung
- Krämpfe und Schmerzen (mit Magnesium phos. D6)
- unreine Haut, fettige Haut, Mitesser
- erhöhter Harnsäurespiegel
- Sodbrennen durch Übersäuerung
- Rheuma, Ischias, Gicht
- Nierenentzündung
- Gelbsucht (Leberprobleme)
- nach starker Fettnahrung
- saures Aufstoßen, Erbrechen

Besondere Merkmale der Beschwerden:
- Kälteempfindlichkeit, selbst im Bett
- Feuchtigkeit und Kälte verschlechtert

10. Natrium sulfuricum D6

Wirkt auf die Ausscheidung, scheidet überschüssiges Gewebewasser aus, unterstützt Ausscheidungsorgane wie Niere, Blase, Dickdarm und Leber, sowie bei folgenden Problemen einzusetzen:
- Gallenstauung oder Erbrechen
- Leberbeschwerden
- Blähungen im Oberbauch
- Verstopfung
- Durchfall
- zu schwacher Stoffwechsel
- Unterschenkelgeschwüre
- Benommenheit im Kopf

Besondere Merkmale der Beschwerden:
- kälteempfindlich, Feuchtigkeit verschlechtert
- Besserung durch Wärme

11. Silicea D12

Bindegewebsmittel, löst Harnsäure aus dem Gewebe, stärkt die Zähne, Verbesserung der Wasserbindung (mit Natrium chlor.), sowie bei folgenden Problemen:

- schwaches Bindegewebe
- brüchige Nägel, Haarausfall
- Arterienverkalkung
- überempfindliche Nerven
- Zerstreutheit
- Zucken der Arme und Beine im Halbschlaf
- bei allen eitrigen Prozessen
- Furunkel, Fisteln
- Zahngeschwüre, Hautjucken
- Kreuz-, Hüft- und Ischiasschmerzen

Ein Mangel an Silicea bewirkt eine Verschlechterung der körperlichen Verfassung und führt zu vorzeitigem Altern und zum frühen Ergrauen der Haare.

Besondere Merkmale der Beschwerden:

- diese Menschen möchten sich gerne einhüllen, besonders den Kopf, sind sehr kälteempfindlich
- Verschlechterung durch Kälte, Zugluft, Winter, Geräusche, Licht
- Besserung durch trockenes Klima und Wärme

12. Calcium sulfuricum D6

Starke Wirkung auf das tieferliegende Bindegewebe, sowie einzusetzen bei folgenden Problemen:

- Eiterungen und Abszesse
- Mandelentzündung
- Bronchitis
- Rachitis
- Mittelohrentzündung

- Blasen- und Nierenentzündungen
- verhärtete Drüsen

Besondere Merkmale der Beschwerden:
- Verschlechterung durch Sonne, Hitze, Wärme, Kälte und Zugluft, Druck und Berührung
- Besserung nach der Mahlzeit, in der kühlen Jahreszeit

Die Einnahme von Schüsslersalzen nach der Lehre der Elemente und Funktionskreise in der TCM

Dr. Schüssler nannte seine Salze auch Funktionsmittel. Hier ergänzen sich die TCM und die Biochemie auf natürliche Weise. Diese Salze sind mehr bei »Leere«-Zuständen hilfreich (also Yin-Zuständen), weil sie stärken. Eine längere Behandlungsdauer und Einnahme der Mittel ist dabei wichtig, um die Lebenskraft aufzubauen und zu erhalten. Wir stellen Ihnen an dieser Stelle Zuordnungen der Schüsslersalze zu den fünf Elementen vor, wie sie sich in der Praxis bewährt haben.

Funktionskreis Holz, Frühling, Leber/Galle:
Ferrum phos. D12: bei Energiestau mit rotem Kopf und roten Augen, senkt die nach oben steigende Energie ab.
Kalium chlor. D6: bei Gallenstau bedingt durch Wut und Ärger.
Natrium sulf. D6: kühlt und schwemmt Nässe und Hitze aus Leber und Gallenblase und verdünnt den Gallenfluß.
Calcium fluor. D12: bei Verhärtung durch eingestaute Leber-Energie an den Nägeln und Sehnen.

Funktionskreis Feuer, Sommer, Herz/Dünndarm:

Calcium phos. D6: fördert die Blutbildung und stärkt die Herzkraft.

Kalium phos. D6: stärkt die Kraft des Herzens, gibt geistige Klarheit und Lebensfreude, beruhigt die aufsteigende Energie (bei Erregung), stärkt das Gedächtnis.

Magnesium phos. D6: normalisiert den Herzrhythmus.

Natrium sulf. D6: bei bitterem Mundgeschmack und Schlaflosigkeit durch Schleimblockaden der Herzleitbahn, leitet Hitze aus.

Funktionskreis Erde, Spätherbst, Magen/Milz–Pankreas:

Kalium chlor. D6: bei Verdauungsblockaden durch Schleimansammlung.

Kalium phos. D6: bei Milzschwäche durch geistige Überarbeitung und Grübeln.

Calcium phos. D6: stärkt die Aufbauenergie, gibt sichtbare Substanz (Muskelkraft).

Ferrum phos. D12: bei Kältestau in der Mitte, nach zuviel energetisch kühlenden Nahrungsmittel.

Natrium sulf. D6: bei wäßrigen Stühlen und Wasseransammlungen im Gewebe, bei Schwindelgefühl durch Schleimblockaden.

Funktionskreis Metall, Herbst, Lunge/Dickdarm:

Calcium phos. D6: stärkt die Lungen-Energie.

Calcium fluor. D6: bei Energiestau des Dickdarms, stärkt den Darmtonus.

Kalium chlor. D6: bei Erkrankungen durch Kälte, weißlicher Schleim wird abgehustet, verflüssigt den Schleim.

Ferrum phos. D12: leitet die Hitze aus, bei geröteter Zungenspitze.

Natrium sulf. D6: bei Fülle in der Brust, Abhusten mit

grünlichem Schleim, bei Darmhitze (übelriechende Blähungen).

Funktionskreis Wasser, Winter, Niere/Blase:

Natrium sulf. D6: bei Wasseransammlungen im Gewebe, fördert die Ausscheidung.

Natrium chlor. D6: stärkt das Yin, reguliert den Wasserhaushalt.

Ferrum phos. D12: beseitigt Hitze in der Blase (bei Blasenentzündung), stärkt die Blasenmuskulatur, bei Bettnässen.

Calcium phos. D6: bei kalten Extremitäten (oft auch Hinweis auf Blutmangel).

Silicea D12: bei wackelnden Zähnen (Hinweis auf Nieren-Yin-Leere).

17 TCM und Bachblüten

*Wenn das Yang seinen höchsten Punkt erreicht hat,
beginnt das Yin aufzusteigen. Wenn der Mond sich zu
seiner Fülle ausgedehnt hat, beginnt er, wieder abzu-
nehmen. Das ist das unveränderliche Tao des Himmels.
Wenn die Kräfte ihren Höhepunkt erreicht haben, beginnen sie schwächer zu werden, und wenn natürliche
Dinge sich vollständig zusammengeballt haben, beginnen sie, wieder auseinanderzustreben. Auf des Jahres
Fülle folgt Vergänglichkeit, auf die größte Freude folgt
Traurigkeit. Das ist ebenso die unveränderliche Bedin-
gung des Menschen.*

Lieh Tzu

Bachblüten sind eine Verbindung von höheren, unsichtbaren
Kräften, die über eine körperliche Form (die Blume oder Blüte)
mittels Übertragung auf eine Trägersubstanz (Wasser, Alkohol)
auf die psychische Ebene, auf das Gemüt wirken können, um
dort die ursprüngliche Einheit wiederherzustellen. Die Blüten
haben eine Entwicklung durchlaufen, wie wir sie auch in der
TCM finden: Es entsteht etwas aus einem Keim, der seine Kraft
aus dem geistigen Raum schöpft, es wächst und gedeiht,
nimmt klar erkennbare Formen an, bleibt Träger einer geistigen Botschaft, entfaltet sich zu voller Blüte, teilt sich mit und
vergeht dann wieder. Der Kreislauf von Werden und Vergehen,
Geburt und Tod, Leben und Sein kommt darin zum Ausdruck.
Die Blüten kommen aus dem Tao, bringen Teilaspekte und
Teilkräfte zum Ausdruck, die wir nutzen können, um zu

unserer Einheit zurückzufinden, und sie gehen wieder ins Ganze des Tao.

Nach den Lehren der TCM wird – aufgrund des energetischen Zustands – eine Diagnose erstellt und die dazugehörige Therapie ausgewählt. Das können Moxibustion, Akupunktur, Akupunkturmassage, Schröpfbehandlung oder gezielte Massagen sein. Zusätzlich kennt die chinesische Lehre den Einsatz verschiedener Kräuter und eine gezielte Ernährungstherapie. Diese Behandlungsform bezieht sich zunächst nur auf die körperliche Ebene. Im Verlauf einer Therapie wirkt sich diese Methode aber auch auf die seelisch-geistigen Kräfte positiv aus.

Gleichzeitig kann man im Rahmen der gefühlsmäßigen und geistigen Entsprechungen gezielt die entsprechenden Bachblüten bestimmen. Eine therapeutische Behandlung im Sinne der TCM kann man durch den Einsatz der Heilkräfte der Bachblüten sinnvoll ergänzen. Dabei können die Bachblüten innerlich eingenommen oder äußerlich auf schmerzhafte Hautzonen aufgetragen werden. Deshalb bieten wir Ihnen hier eine Übersicht, wie die 38 Bachblüten dem Yin-Yang-Prinzip der Traditionellen Chinesischen Medizin entsprechen:

Agrimony stärkt das Yin

Agrimony stärkt die Bereitschaft zur sachlichen Klärung. Diese Blüte gibt Kraft, sich selbst und den anderen gegenüber Probleme aufrichtig auszudiskutieren. Das führt zu Ausgeglichenheit und innerer Ruhe und unterstützt den Fluß der Yin-Energie.

Aspen stärkt das Yang

Menschen, die Aspen brauchen, sind zur Zeit in einem Yin-Zustand. Aspen gibt Sensitivität und Schutz, hilft, das Herz zu öffnen, und schützt vor unklaren Angriffen von außen, um

sich im realen Alltag besser zurechtzufinden. Aspen stärkt den
»siebenten Sinn« und die Intuition und fördert den notwendigen Fluß von Yang-Energie.

Beech stärkt das Yin
Diese Blüte gibt Toleranz und Großzügigkeit sowie mitmenschliche Liebe. Dadurch wächst das Verständnis und die Akzeptanz der Mitmenschen, aber auch die Nachsicht sich selbst gegenüber. Auf diese Weise bringt Beech die Yin-Energie wieder ins Fließen.

Centaury stärkt das Yang
Die Bachblüte Centaury fördert Selbstbestimmung und Selbstverwirklichung. Man findet leichter zum wahren Selbst, unabhängig von der Meinung anderer; man erhält Kraft und Klarheit für den eigenen Lebensweg. Die Yang-Energie kann wieder besser und stärker strömen.

Cerato stärkt das Yang
Dieses Blütenprinzip stärkt das Selbstvertrauen und die Intuition und kräftigt die Eigenverantwortung, Unabhängigkeit und Entscheidungsfähigkeit. Die Yang-Energie kommt wieder in einen harmonischen Fluß.

Cherry Plum stärkt das Yin
Diese Blüte unterstützt seelische Offenheit und Ausgeglichenheit. Sie gibt Ruhe, Vertrauen und geistige Stärke, fördert das Bewußtwerden und das Zulassen der eigenen Gefühle. Die Yin-Energie kann besser fließen.

Chestnut Bud stärkt das Yang
Chestnut Bud fördert die Lernfähigkeit und die Lernbereitschaft. Diese Blüte hilft, für das Neue offen zu sein, um das

eigene Potential wirklich und besser zu entfalten. So kommt es zu einer Stärkung der Yang-Energie.

Chicory stärkt das Yin
Das Blütenprinzip ist hier die Uneigennützigkeit und die bedingungslose Liebe sowie eine gesunde Distanz zum Nächsten. Dadurch kann es wieder zu einem harmonischen Fluß der Yin-Energie kommen.

Clematis stärkt das Yin
Diese Bachblüte hilft, in der Realität, im Hier und Jetzt zu leben. Sie gibt Selbstdisziplin, bringt Stabilität, Konzentration und Erdverbundenheit. Die Yin-Kraft wird damit in ihrem natürlichen Fluß gefördert.

Crab Apple stärkt das Yin
Crab Apple enthält das Blütenprinzip Reinigung beziehungsweise innere Ordnung. Diese Bachblüte stärkt die Bereitschaft zur Veränderung. Man akzeptiert die menschliche Unvollkommenheit leichter. So kommt es zu einem harmonischen Fluß der Yin-Energie.

Elm stärkt das Yang
Elm kräftigt und gibt Zuversicht in die eigene Leistung. Diese Bachblüte stärkt das Selbstvertrauen und verleiht Energie und großes Standvermögen. Damit kann die Yang-Energie harmonisch fließen.

Gentian stärkt das Yang
Dieses Blütenprinzip gibt eine optimistische Lebenshaltung und positive Einstellung zur göttlichen Kraft. Gentian fördert das Erfolgsbewußtsein. Diese Blüte läßt die Yang-Kraft wieder stärker und harmonischer strömen.

Gorse stärkt das Yang

Diese Bachblüte gibt Hoffnung auf Besserung, neuen Lebensmut, Optimismus und Vertrauen in das Leben. Sie stärkt den Fluß der Yang-Energie.

Heather stärkt das Yin

Dieses Blütenprinzip schenkt Einfühlungsvermögen, gibt Geborgenheit in sich selbst mit dem Gefühl der Weite und des Friedens. Heather öffnet für wahre Menschen- und Nächstenliebe. So fördert es die Yin-Energie.

Holly stärkt das Yin

Diese Blüte verleiht Lebendigkeit und eine tolerante Einstellung zu den menschlichen Gefühlen. Sie fördert das Verständnis für andere Menschen und deren Lebenslage. Holly stärkt den harmonischen Fluß der Yin-Kraft.

Honeysuckle stärkt das Yang

Das Blütenprinzip dieser Bachblüte gibt Interesse an der Gegenwart, stärkt die Fähigkeit, die Vergangenheit als Vergangenes zu akzeptieren, und fördert die Freude am Leben. Die Yang-Energie kann wieder besser fließen.

Hornbeam stärkt das Yang

Hornbeam bringt geistige Frische, Motivation und Tatkraft. Diese Bachblüte verleiht Lebensenergie, Schwung, Stärke und Ausdauer für den Alltag. So strömt die notwendige Yang-Kraft auf harmonische Weise.

Impatiens stärkt das Yin

Dieses Blütenprinzip ist Geduld und Mitgefühl. Impatiens ermöglicht Nachsicht mit sich selbst und mit den Mitmenschen, gepaart mit Ausgeglichenheit und innerer Ruhe. Die Yin-Energie kann wieder besser fließen.

Larch stärkt das Yang

Dieses Blütenprinzip gibt Selbstbewußtsein und Selbstwert, Willenskraft und Kreativität sowie Vertrauen in die eigene Kraft. Die Yang-Energie kommt in einen harmonischen Fluß.

Mimulus stärkt das Yang

Die Bachblüte Mimulus stärkt Tapferkeit und Vertrauen, gibt Mut in konkreten Situationen sowie Vertrauen in die innere Führung. So kommt die notwendige Yang-Kraft ins Strömen.

Mustard stärkt das Yang

Das Blütenprinzip ist hier Frohsinn, Leichtigkeit und Heiterkeit. Mustard hilft, den momentanen Zustand innerlich zu akzeptieren und bewußt zu durchleben. Dabei werden Trübsal vertrieben und Freude in das Leben gebracht. Die Yang-Energie kann wieder harmonisch fließen.

Oak stärkt das Yin

Das Blütenprinzip ist Ausdauer und Standfestigkeit. Oak hilft, mit dem Leben spielerisch umzugehen. Es bringt mehr Freude in den Alltag. Gefühle können zugelassen werden, ohne sie als Schwäche zu empfinden. Oak hilft, mit der eigenen Kraft hauszuhalten und sich nicht zu überfordern. Die Yin-Energie kann wieder harmonisch fließen.

Olive stärkt das Yang und baut die Qi-Energie auf

Diese Bachblüte gibt Lebenskraft und unterstützt den Willen, sich auch Phasen der Erholung zu gönnen. Sie weckt neuen Mut und schenkt Vitalität und Energie; damit eignet sie sich auch für die Regeneration. Olive ist die Bachblüte, welche die

Qi-Energie deutlich spürbar wieder aufbaut. Damit entsteht ein harmonischer Fluß der Yang-Kraft.

Pine stärkt das Yin
Das Blütenprinzip ist innere Befreiung und Selbsthilfe. Pine hilft, mit sich selbst und den eigenen Leistungen zufrieden zu sein, sich selbst als vollkommenes Wesen zu akzeptieren, sich so zu lieben, wie man ist, und die Liebe anderer anzunehmen. Die Yin-Energie wird so gefördert.

Red Chestnut stärkt das Yin
Hier geht es um positives Denken und Gelassenheit sowie um Vertrauen in das Leben. Diese Blüte hilft, Sorgen und Ängste um andere loszulassen und durch positives Denken zur inneren Ruhe zurückzufinden. Die Yin-Kraft kommt wieder in ein harmonisches Fließen.

Rock Rose gleicht extreme Yin- und Yang-Zustände aus
Das Blütenprinzip von Rock Rose ist Mut und geistige Kraft. Diese Blüte bringt den Menschen mit neuen Kräften in Verbindung, die Klarheit in Gedanken und Gefühlen sowie Tapferkeit vermittelt. Diese Blüte gleicht einen extremen Mangel beziehungsweise einen Überschuß an Yin- oder Yang-Kraft aus (wie er zum Beispiel nach einem Schockerlebnis auftreten kann).

Rock Water stärkt das Yang
Das Quellwasser schenkt Flexibilität. Es hilft, überholte, starre Verhaltensweisen zu überdenken. Es gibt Frieden, innere Freiheit, hilft, andere besser zu verstehen und ihnen zu verzeihen, und gibt mehr innere Anpassungsfähigkeit für den Alltag. So fördert Rock Water den harmonischen Fluß von Yang-Kraft.

Scleranthus gleicht zwischen Yin und Yang aus

Das Blütenprinzip ist Entschlußkraft. Scleranthus hilft, zur eigenen Mitte zu kommen, und stärkt die Entscheidungsfähigkeit. Es bringt geistige Klarheit und hilft, in Kontakt mit dem »höheren Selbst« zu gelangen. Diese Bachblüte bringt die beiden polaren Kräfte von Yin und Yang in ein harmonisches Gleichgewicht.

Star of Bethlehem stärkt das Yang

Diese Bachblüte schenkt das Prinzip Heilung. Sie hilft, Energieblockaden zu lösen, und stärkt die inneren Selbstheilungskräfte; seelische Belastungen werden besser verkraftet, und man kann auch wieder verzeihen. Sie befreit Leib und Seele von Prägungen durch traumatische Ereignisse und gibt Trost im Licht und der Liebe Gottes. Die Lebensenergie kommt besser in Fluß. Die Yang-Kraft gelangt ebenfalls in einen harmonischen Fluß.

Sweet Chestnut stärkt das Yang

Durch Dunkelheit kommt man zum Licht. Diese Bachblüte hilft, eine schmerzhafte Phase zu durchleben. Sie verleiht die Erkenntnis, daß jeder Schmerz einen Sinn hat, nämlich die Chance zur inneren Wandlung, und hilft so, das Schicksal mit Zuversicht zu akzeptieren. Yang-Energie kann wieder strömen.

Vervain stärkt das Yin

Das Blütenprinzip ist Idealismus und Selbstdisziplin sowie Toleranz. Vervain hilft, wenn man im Bemühen, etwas Gutes zu tun, oder im »missionarischen Eifer« zu weit gegangen ist. Es hilft, andere mit ihren Meinungen zu akzeptieren, die eigenen Ideen und Ideale auf sanfte und stille Weise zu vermitteln und zu einem gesunden Idealismus zu gelangen. Die Yin-Kraft gelangt in ein natürliches Fließen.

Vine stärkt das Yin

Vine verhilft zu einer natürlichen Autorität. Es unterstützt dabei, sich in andere hineinzufühlen und deren Meinung zu akzeptieren. Thema ist hier auch, zu dienen sowie Liebe und Mitgefühl zu entwickeln. Vine fördert den harmonischen Fluß der Yin-Energie.

Walnut stärkt das Yang

Das Blütenprinzip von Walnut ist Wandlung und Neubeginn. Diese Blüte hilft, sich in einer Zeit des Umbruchs selbst treu zu bleiben und den eigenen Lebensweg zu finden – konsequent und unbeeinflußt von der Meinung anderer. Walnut hilft, einem Ziel zu folgen und auf die Stimme der eigenen Seele zu hören. So dient diese Bachblüte dem kraftvollen Fluß der Yang-Energie.

Water Violet stärkt das Yang

Hilft, aus der freiwilligen Isolation herauszukommen und die Nähe oder Hilfe anderer anzunehmen sowie die eigenen Werte in Demut, Bescheidenheit und Freude weiterzugeben. Themen sind Gemeinsamkeit, zuhören, sich für den Mitmenschen zu öffnen. Man kann zum weisen und bescheidenen Ratgeber werden. Die Yang-Kraft gelangt in ein harmonisches Strömen.

White Chestnut stärkt das Yin

Das Blütenprinzip ist konzentrierte Gedankenkraft (= Yin). White Chestnut beruhigt die Gedanken, läßt zur inneren Ruhe finden und hilft, ganzheitlich zu denken. Diese Blüte gibt Ruhe, geistige Klarheit und läßt göttliche Gesetze erkennen. So fördert sie das natürliche Fließen der Yin-Kraft.

Wild Oat stärkt das Yin

Wild Oat dient der Selbstfindung und der Selbstverwirklichung. Diese Bachblüte hilft, die eigenen Fähigkeiten vollständig wahrzunehmen, sich zu entfalten und gezielt einzusetzen und sich auf eine Sache zu konzentrieren. Sie bringt Klarheit über Lebensziele. Wild Oat fördert den Fluß der Yin-Energie.

Wild Rose stärkt das Yang

Das Blütenprinzip heißt Reichtum durch innere Lebensfreude. Wild Rose bringt das Interesse und die Freude am alltäglichen Leben zurück. Diese Blüte schenkt Kraft zur Veränderung der Situation. Sie stärkt den Einklang zwischen Seele, Persönlichkeit und Körper. So fördert Wild Rose das Fließen der Yang-Kraft.

Willow stärkt das Yang

Willow bringt Selbstvertrauen in das eigene Leben. Man lernt, Meister des eigenen Schicksals zu werden, alten Groll loszulassen und die Kraft und den Willen zu entdecken, das Leben selbst zu meistern. Es geht um das Thema Freiheit. Die Yang-Energie strömt wieder frei.

Notfallmittel (Rescue Remedy):
Ausgleich von extremen Yin- und Yang-Zuständen

Das Blütenprinzip des »Rescue Remedy« ist »Hilfe in der Not«, um das innere Gleichgewicht wiederzufinden. Das Notfallmittel gibt Vitalität und dient dem Ausgleich bei einem starken Mangel oder einem starken Überschuß an Yin oder Yang, zum Beispiel in Extremsituationen, bei Operationen oder nach Unglücksfällen.

18 Das Tao der Seele

Das Tao, das man zeigen kann,
ist nicht das ewige Tao.
Der Name, den man nennen kann,
ist nicht der ewige Name.

Ohne aus der Tür zu gehen,
kann dein Herz die Welt erkennen.
Ohne aus dem Fenster zu schauen,
kannst du den Sinn des Tao sehen.
»Tao te king«, Verse 1 und 47

Auf natürliche Weise Bewußtsein entfalten und Erfüllung gewinnen

Der ganzheitliche Ansatz der TCM umfaßt selbstverständlich auch das Zur-Ruhe-Kommen, die Stille, die Meditation. Die meisten Qi-Gong-Übungen haben bekanntlich meditativen Charakter und ebensolche Wirkungen. Sie führen zum Innehalten, zur Verinnerlichung, zum Ausgleich zwischen Aktivität und Passivität. Das Tao-Zeichen der Ganzheit aus Yin und Yang bringt bildlich zum Ausdruck, das beides in unser Leben gehört: Bewegung und Form, Außen und Innen, Himmel und Erde. Eine TCM, die therapeutisch wirken wollte, indem sie nur das körperliche Befinden und nur durch äußere Mitte anspricht, bliebe materialistisches Stückwerk. Ohne ebenfalls

Geist und Seele anzusprechen und zu heilen, würden mögliche Heilerfolge nicht von Dauer sein.

Der bedeutende Arzt, Psychologe und Psychiater Prof. Dr. Viktor Frankl hatte nach schweren Leiden in den Konzentrationslagern der Nationalsozialisten erkannt, daß erst ein echter Lebenssinn tiefgehende und nachhaltige Heilung und Gesundheit bewirkt. Ohne Sinn wird der gesunde Mensch auf Dauer krank, ohne Sinn kann der Kranke nicht gesund werden.

Die TCM besitzt diese geistig-spirituelle Dimension. Sie besagt, daß der Mensch durch Versenkung, Kontemplation beziehungsweise Meditation die Verbindung mit dem schattenlosen schöpferischen Licht gewinnt und beginnt, aus dieser unerschöpflichen Kraft zu leben. Dazu bedarf es keiner Konversion zu einer bestimmten Religionsgemeinschaft, noch nicht einmal ist ein unkritischer Glaube nötig. Um sich mit dem Licht des Tao zu verbinden, muß der Geist lediglich einige Zeit lang nach innen gewandt werden. Wie das »funktioniert«, haben wir nicht bei chinesischen, sondern bei indischen Meistern lernen dürfen.

Meditation mit dem inneren Licht des Tao

Wir möchten Sie an dieser Stelle mit einigen Gedanken unserer Lehrer Sant Darshan Singh und Sant Rajinder Singh über Meditation bekannt machen, wie sie der letztgenannte in einem Buch niedergelegt hat. Sie können den Begriff »Gott« im folgenden Text (den wir nicht verändern wollten) getrost durch den Begriff »Tao« ersetzen!

»Wenn wir uns selbst analysieren, werden wir feststellen, daß unsere Seele mit einer Schicht von Unreinheiten umhüllt ist,

214

die durch zahllose Gedanken, Worte und Taten, die wir im Verlauf unseres Lebens begangen haben, entstanden sind. Erleuchtete Seelen haben die Menschheit gelehrt, wie man negative Gewohnheiten ändert, damit die Seele den Zustand der Gedankenreinheit und des Gleichmuts erreicht, um bei der spirituellen Suche erfolgreich zu sein. Sie selbst haben sich von den Fängen des Gemüts, der Materie und der Illusion befreit. Sie kennen den Weg durch die heimtückischen Meere (des Gemüts und der Innenwelten) und können uns Führung bieten, wie auch wir das Ziel der Reise sicher erreichen.

Um mit Gott wieder eins zu werden, muß unsere Seele von allem frei sein, was nicht spirituell, nicht bewußt und nicht Liebe ist. Das Tor zu spirituellen Bereichen steht nur für diejenigen offen, die in ihrer Seele rein sind. In dieser Welt brauchen wir die richtige Qualifikation, um in eine bestimmte höhere Schule aufgenommen zu werden oder um eine bestimmte Arbeitstätigkeit zu erhalten. In ähnlicher Weise stellt Gott bestimmte Anforderungen an die Seele, die Sein Heim betreten will. Die grundlegende Voraussetzung ist Reinheit der Seele ...

Die Zeit, die wir für die Meditation und die Entwicklung der ethischen Tugenden einsetzen, liegt im Bereich unserer freien Entscheidung. Verbringen wir unsere Zeit damit, beschützen wir unsere Seele vor neuen karmischen Verstrickungen.

Es ist wichtig zu verstehen, daß Meditation und das Führen eines ethischen Lebens ein Sprungbrett in das Himmelreich Gottes sind. Der Vorgang der Meditation auf das innere Licht und den inneren Klang reinigt unsere Seele.«

Zitat aus »Heilende Meditation« Seite 87f., mit freundlicher Genehmigung von Autor und Urania-Verlag (siehe auch Literaturhinweise).

Die folgende Anleitung zur Licht-Meditation stammt ebenfalls vom Meditationslehrer Sant Rajinder Singh. Wir geben sie hier mit seiner freundlichen Genehmigung wieder. Sie können mit fünfzehn, zwanzig oder dreißig Minuten Meditationszeit anfangen und sie so lange durchführen, wie Sie mögen. Diese Meditation kennt keine Altersbeschränkung, und auch der Gesundheitszustand spielt keine Rolle.

Anleitung zur Licht-Meditation

»Meditation ist ein Vorgang, bei dem wir unsere Aufmerksamkeit von der äußeren Welt abwenden und sie am Sitz der Seele sammeln. Durch diese Konzentrationsmethode können wir uns vom Körperbewußtsein lösen und uns als Seele erfahren und höhere, innere, spirituelle Ebenen erforschen.

Um Meditation auszuüben, können wir uns in einer beliebigen Haltung hinsetzen, in der wir längere Zeit bleiben können, ohne uns zu bewegen. (Wir sollten genügend Abstand zum Nachbarn haben, um uns nicht gegenseitig zu berühren, weil das unsere Sammlung stören würde.)

Wir sollten unsere Augen sanft schließen und dabei geradeaus blicken, indem wir unsere Aufmerksamkeit auf beziehungsweise in die Mitte der Dunkelheit richten, die vor uns liegt.

Das, was die Dunkelheit sieht, sind nicht unsere physischen Augen, sondern das ›dritte Auge‹ oder ›Einzelauge‹, das zwischen und hinter den Augenbrauen liegt. Blicken wir beständig in die Mitte dessen, was auch immer vor uns liegt.

Wiederholen Sie in Gedanken einen Namen Gottes, der Ihnen vertraut ist, während Sie weiterhin in die Mitte dessen schauen, was vor dem inneren Blick ist. Diese mentale Wiederholung wird das Gemüt beschäftigt halten und verhindern, daß wir mit unserer Aufmerksamkeit abschweifen.

Wenn Licht oder innere Ausblicke erscheinen, bleiben wir mit unserer Aufmerksamkeit gesammelt in der Mitte dessen, was wir sehen, und fahren fort, den gewählten Namen Gottes zu wiederholen. Für die Meditation bitten wir um den Segen Gottes, der Christuskraft, der Buddhakraft, der Heiligen und der Meister.«

Soweit die Anleitung zur spirituellen Licht-Meditation von Sant Rajinder Singh. Sie können, wie gesagt, statt einen Namen Gottes gedanklich zu wiederholen, durchaus auch mit dem Wort »Tao« Erfahrungen sammeln. Menschen, die diese Form der Licht-Meditation vor dem dritten Auge pflegen, berichten über eine Vielzahl innerer Erfahrungen. Dazu gehören Farben und Lichtblitze, Sternenhimmel, Auge, Tunnel, Spirale und anderen Formen, Mond und Sonne, innere Lichtgestalten und so fort. Entscheidend ist, die Aufmerksamkeit immer nur in die Mitte dessen zu richten, was Sie sehen. Licht kann heller werden, scheinbar näher kommen und aufgehen, so daß Sie hindurch sehen beziehungsweise »gehen« können. Daß für diese Öffnung für spirituelle Lichtdimensionen im Inneren eine kompetente Anleitung, Führung und Hilfe notwendig ist, liegt auf der Hand. Nach unserer Kenntnis ist Rajinder Singh ein Meditationslehrer, der diese Kompetenz besitzt.

Die wichtigen inneren Ebenen sind durch bestimmte, typische Lichter und Klänge gekennzeichnet. Licht und Klang sind zwei Aspekte einer einzigen Kraft, die wir im Christentum auch »Heiliger Geist« oder das »Wort« nennen, und die in anderen Religionen anders bezeichnet werden, zum Beispiel *Naam, Shabd, Udgit, Kalma* und so fort. In der chinesischen Mystik heißt diese Kraft »Tao«! Licht und Ton ergänzen sich als zwei Aspekte der geistigen Urkraft, wie sich Yin und Yang ergänzen. Sie beide sind untrennbare Teile eines einzigen Ganzen.
Licht und Ton werden unterschiedlich erlebt, weil die inneren

Ebenen nach »oben« zunehmend weniger Materie enthalten und immer mehr nur aus Bewußtsein bestehen. In der ersten inneren Region (Astralebene) ist das Licht wie von tausend Kerzen, und als Ton sind die Klänge von Glocken oder Muschelhorn charakteristisch. In der zweiten Region (Unterbereich der Kausalebene) herrscht das Licht der aufgehenden roten Morgensonne vor sowie die Klänge von Donner oder Trommeln. In der dritten Region (Oberbereich der Kausalebene) finden sich das Licht eines klaren, hellen Vollmondes und der Klang wie von einer Violine oder anderen Saiteninstrumenten. In der vierten Region (Suprakausalebene) herrscht das Licht wie von Tausenden von Sonnen und Monden, und es ist der Klang der Flöte zu hören. In der fünften Region schließlich (der »Heimat der Seele«, *Sat Lok* oder *Sach Khand*) ist das Licht unbeschreiblich hell, die Seele selbst erstrahlt wie sechzehn äußere Sonnen, und die Sphärenmusik gleicht den Klängen von Veena oder Dudelsack – soweit man überhaupt irdische Vergleiche benutzen kann.

Neben den Licht- und Klangerfahrungen ist jedoch die Beseligung durch tiefen Frieden, große Klarheit, liebevolle Gnade und beseligendes Glückserleben genauso wichtig oder sogar noch entscheidender.

Die vollständige spirituelle Meditation, wie sie von Sant Rajinder Singh gelehrt wird, besteht aus drei Elementen, nämlich

- der Übermittlung von fünf besonders »geladenen« Gottes-Namen, welche wirksam helfen, die Aufmerksamkeit am Sitz der Seele zu sammeln, und die im Inneren als Schutz und Paßworte für die spirituellen Ebenen dienen;

- der Öffnung des dritten Auges und der Verbindung mit dem inneren göttlichen Licht, das sich auf spirituellen Ebenen jeweils in anderer Form zeigt (Farben, Kerzenlicht, Sternenfunkeln, Licht der aufgehenden Sonne, Mondlicht etc.)

- der Öffnung des inneren Ohres und der Verbindung mit der Sphärenmusik oder dem Klang des inneren Wortes, das die Seele auf der Reise durch die spirituellen Ebenen zurück zu ihrem Ursprung geleitet.

Die oben aufgeführte Darstellung der Licht-Meditation ist noch keine Initiation! Vielmehr wirkt sie so, als ob uns jemand sagte, daß wir mit dem Auge an ein Schlüsselloch gehen sollten, um einmal einen winzigen Eindruck davon zu gewinnen, was auf der anderen Seite beispielsweise an Licht und Farben zu sehen sein könnte. Die »Initiation« durch einen kompetenten Meister dient wie ein Schlüssel, mit dem wir die verschlossene Tür öffnen und ganz in den anderen Raum hineintreten können, um alles ungehindert wahrzunehmen, was sich dort befindet.

Am Rande sei noch bemerkt, daß diese rein spirituelle Meditationsmethode kostenlos weitergegeben wird, daß der Lehrer keinerlei Spenden annimmt, sondern von seiner eigenen Arbeit lebt, daß man weder den Familienstand noch den Beruf oder die Religion wechselt und es keinerlei »Zulassungsbeschränkungen« gibt. Einzige Voraussetzung ist eine vegetarische Ernährungsweise, bei der wir keine Tiere töten (lassen). Bei der »Einweihung«, »Initiation« oder Einweisung in diese Meditation übernimmt der Meditationsmeister unser altes Karma, um uns den Weg nach innen überhaupt erst frei zu machen. (Weitere Informationen über die Adressen der Meditationsgruppen im Anhang.)

»Die Behandlung eines Teiles sollte nicht versucht werden ohne die Behandlung des Ganzen. Es sollten keine Bemühungen unternommen werden, den Körper ohne die Seele zu kurieren, und wenn Kopf und Körper wieder gesunden sollen, so muß man zuerst den Geist behandeln. Dies ist als erstes zu beachten.

Laß dich von niemandem überreden, den Kopf zu heilen, bevor er dir nicht deine Seele zu heilen gegeben hat. Denn das ist heutzutage in der Behandlung des menschlichen Körpers der große Fehler, daß Ärzte als erstes die Seele vom Körper trennen.«

Plato, »Der Staat«, (380 v. Chr.)

Schlußgedanken: Heilung, die von innen kommt

Sei demütig, und du wirst vollkommen werden,
Laß dich beugen, und du wirst aufrecht werden,
Sei wie ein leeres Gefäß, und du wirst gefüllt werden.
Gib dich ganz aus, und du wirst erneuert werden,
Nimm wenig, und du wirst alles bekommen:
Kämpfst du um viel, wird es umsonst sein.
Der Weise versinkt im Tao,
Der Glanz des Weges strahlt von ihm aus.
Er ist frei von Überheblichkeit
Und findet sich doch erhöht.
Er spielt sich nicht auf
Und wird doch von allen gesehen.
Er ist frei von Stolz
Und wird doch geehrt.
Er beneidet niemanden
Und wird von niemandem beneidet.
Die Alten sagten:
Niedrig sein heißt, das Höchste erreichen,
Demut ist die Weisheit des Tao.

Lao-Tse

Gesund sein, sich wohl fühlen (»gut drauf sein«) ist in unserer heutigen Gesellschaft fast eine Verpflichtung. Und doch kann uns das Leid oder die Krankheit schneller einholen, als wir glauben. Wir meinen dann vielleicht, »das Glück hat mich verlassen« oder fragen, »warum werde ich bestraft?«.

Jeder Krankheit liegt eine grundlegende Disharmonie im Geistigen, im Seelischen zugrunde. Oft sind verletzte Gefühle Auslöser dafür. Wir lassen dann unseren Emotionen freien Lauf und reagieren auf der Ebene des Kindseins. Solche »Krisenschmerzen« reißen häufig auch alte Wunden aus der Kindheit auf, und wir durchlaufen im Erwachsenenalter immer wieder ähnlichen Kummer. Anstatt heil zu werden, vergrößert sich der Seelenschmerz. Viele werden übersensibel, werden beim kleinsten Konflikt aggressiv oder bilden – als Abwehrreaktion auf zahlreiche Verletzungen – eine Mauer um sich.

Wir haben in diesem Buch viele Wege aufgezeigt, um den Körper in Einklang zu bringen, jedoch kann es keine innere Heilung und Glückseligkeit geben, solange wir allzu sehr an unser Ich gebunden sind. Indem wir anderen geben, wenn wir teilen und teilhaben, beginnen wir, von der Aufmerksamkeit auf unser kleines Selbst einen Schritt zurückzugehen. Lernen wir den liebevollen Umgang mit unseren Mitmenschen, öffnen wir unser Herz und lassen wir Herzensenergie frei fließen. Dann teilen wir das Leid und die Sorgen des anderen, und dies hilft nicht nur uns selbst und unserem gesundheitlichen Wohlbefinden, sondern es bringt uns einen Schritt zum Frieden für den ganzen Planeten näher. Wenn wir ernsthaft daran interessiert sind, uns selbst zu erkennen, dann hilft uns das Tao, das Göttliche, die notwendigen Schritte zu gehen. Wenn wir uns spirituell entwickeln, dann erweisen wir uns selbst den größten Dienst, und wir werden zu einer positiven Kraftquelle für unsere Familie, für Freunde, für Kollegen am Arbeitsplatz, für die gesamte Umgebung.

Wenn wir Liebe für alle entwickeln, können wir die von Gott geschenkte innere Schönheit wiedergewinnen. Das zeigt sich an einem gesunden, lebensfrohen Körper und einer strahlenden Seele. Wir erheben damit die ganze Schöpfung. So leisten wir einen wesentlichen Beitrag zur Lebensqualität auf diesem Planeten und im ganzen Tao. Wir wünschen Ihnen von ganzem Herzen, daß Sie durch dieses Buch angeregt werden, in das Gesetz der Ganzheit des Taos und der Harmonie einzutauchen und so ein wundervolles glückliches und heiles Leben führen. Dazu bitten wir um den Segen des Allmächtigen!

> *Handle, ohne zu tun;*
> *arbeite ohne Anstrengung.*
> *Betrachte das Kleine als groß*
> *und das Wenige als Vieles.*
> *Stelle dich dem Schwierigen,*
> *solange es noch einfach ist;*
> *vollende die große Aufgabe*
> *durch eine Vielzahl kleiner Taten.*
>
> »Tao te king«, Vers 63

Anhang

Bücher zum Tao

Fischer, Georg/Krug, Erich, *Heilkräuter und Arzneipflanzen,* Haug Verlag, Heidelberg 1997.

Kirchmann, Dr. K., *Biochemie-Lexikon nach Dr. Schüssler,* Verlag R. Mertens, Hamburg 1976.

Lorenzen, Udo/Noll, Andreas, *Die Wandlungsphasen der Traditionellen Chinesischen Medizin,* bisher erschienen: *Holz* (Bd. 1), *Metall* (Bd. 2), *Erde* (Bd. 3), *Feuer* (Bd. 4), Müller und Steinicke, München 1992, 1994. 1996, 1998.

Maoshing Nie et al, *The Tao of Nutrition,* Seven Star Communications Group, Santa Monica 1987.

Piontek, Maitreyi, *Das Tao der Frau – Energiearbeit, Selbstheilung, Sexualität,* Ariston, Kreuzlingen/München 1996.

Porkert, Manfred, *Klinische chinesische Pharmakologie,* VfM Verlag für Medizin Dr. Ewald Fischer, Heidelberg 1978.

Porkert, Manfred/Hempen, Carl H., *Systematische Akupunktur,* Urban und Schwarzenberg, München/Wien/Baltimore 1985.

Sprissler, Beate/Rohr, Wulfing von, *Das Tao der Bachblüten – Heilverfahren der Traditionellen Chinesischen Medizin in Kombination mit der Bachblüten-Therapie,* Urania Verlag, CH-Neuhausen 1997.

Temelie, Barbara, *Ernährung nach den fünf Elementen,* Joy Verlag, Sulzberg 1992.

Bücher zur spirituellen Entfaltung

Rohr, Wulfing von, *Der Seelenquotient – Was ist Ihr SQ?,* Goldmann, München 1998.

ders., *Leben war doch nicht als Streß gedacht,* Integral Verlag, München 1998.

ders., *Licht in der Stille – geheimnisvoll und grenzenlos,* Urania Verlag, CH-Neuhausen 1998.

Singh, Darshan, *Spirituelles Erwachen – Eine Einführung in die Spiritualität,* Knaur, München 1998.

Singh, Rajinder, *Heilende Meditation – Einführung in die Meditation,* Urania Verlag, CH-Neuhausen 1997.

ders., *Kraft der Seele – Unser spirituelles Potential,* Urania Verlag, CH-Neuhausen 1998.

Vorträge und Seminare mit der Autorin

Die Autorin, HP Beate Sprissler, hält Vorträge und Seminare über Traditionelle Chinesische Medizin, Bachblütentherapie, Bewußtseinsentwicklung und spezielle Frauenthemen. Sie bietet auch Kurse zu diesen Fachgebieten für Einsteiger und Fortgeschrittene an. Ein neues Spezialgebiet ist ihre Arbeit für Familienthemen. Weitere Informationen und Programme über:

Naturheilpraxis Sprissler
Scheffelstr. 4
D-78315 Radolfzell
Tel. (0 77 32) 5 41 40, Fax: (0 77 32) 97 95 88

Meditationstreffen

Informationen über Meditation mit dem inneren Licht und Ton und Initiation beziehungsweise Einweihung in die Mysterien des Jenseits und die Verbindung mit der Seelenkraft am dritten Auge über *»Wissenschaft der Spiritualität«*.

Deutschland: Wissenschaft der Spiritualität e. V., Helga Kammerl, Jägerberg 21, D-82335 Berg; Tel.: (0 81 51) 5 04 49, Fax: 95 33 44
Österreich: Herbert Wasenegger, Mautner Markhofgasse 13–15/5/3, A- 1110 Wien
Schweiz: Angela Seiler, Tödistr. 20, CH-8002 Zürich, Tel.: (01)2 02 23 72, Fax: 2 02 23 02
USA: Science of Spirituality Center, 4 S 175 Naperville Rd., Naperville, II. 60563; Tel.: (6 30) 9 55 12 00, Fax: 9 55 12 05
Indien: Kirpal Ashram, Sant Kirpal Singh Marg, Vijay Nagar, Delhi 110009; Tel.: (0 11) 7 22 22 44.